胡代禄　杨向东　万晓刚　编著

高效普适方
巧治常见病

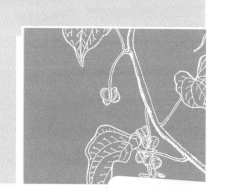

U0308797

全国百佳图书出版单位
中国中医药出版社
·北京·

图书在版编目（CIP）数据

高效普适方巧治常见病 / 胡代禄，杨向东，万晓刚
编著 .—北京：中国中医药出版社，2022.10
ISBN 978–7–5132–7786–0

Ⅰ.①高⋯ Ⅱ.①胡⋯ ②杨⋯ ③万⋯ Ⅲ.①常见病—
验方—汇编 Ⅳ.① R289.5
中国版本图书馆 CIP 数据核字（2022）第 160847 号

中国中医药出版社出版

北京经济技术开发区科创十三街 31 号院二区 8 号楼
邮政编码 100176
传真 010-64405721
三河市同力彩印有限公司印刷
各地新华书店经销

开本 880×1230 1/32 印张 8.25 字数 162 千字
2022 年 10 月第 1 版 2022 年 10 月第 1 次印刷
书号 ISBN 978 – 7 – 5132 – 7786 – 0

定价 39.00 元
网址 www.cptcm.com

服 务 热 线 010-64405510
购 书 热 线 010-89535836
维 权 打 假 010-64405753

微信服务号 zgzyycbs
微商城网址 https://kdt.im/LIdUGr
官 方 微 博 http://e.weibo.com/cptcm
天猫旗舰店网址 https://zgzyycbs.tmall.com

如有印装质量问题请与本社出版部联系（010-64405510）
版权专有 侵权必究

乌梅丸与高效普适方（代前言）

步入杏林，都有梦想，这就是手握高效方，每遇病证，随拈一首，即有高效。笔者跋涉杏林四十几年，终于发现这不是梦，完完全全可以实现！

可以实现，是因为普遍存在。比如，胆道蛔虫病即存在高效普适方，并且不只一首。而高效，是指"十全九"或"十常八九"，80%以上能获显效或痊愈；普适，是指遇病即用，不必刻意拘泥证型；高效普适方在疗效方面颇类专方专药。

专方专药，以高效示人。余国俊先生在其《余国俊中医师承讲记》中说："广义言之，凡准确针对病、证、症的特效方或特效药，都是专方专药。"王幸福医师在《杏林求真》中说："我一生看病分两个阶段，年轻时用辨证施治，疗效不高；年老时用汤方辨证，疗效卓然。"在其《医灯续传》中说："要想打开局面……专病专方、汤方辨证为一捷径，舍此无二。"而高效普适方即属汤方辨证、专方专药范畴，是普适性较强的高效方剂。

高效方剂中，有一首普适性较强，既为中医所公认，也得到西医认可，曾被《中华外科杂志》转载，这就是治疗胆道蛔虫病的乌梅丸。那些年，笔者见过若干胆道蛔虫病，尤其是小儿患者。或啼哭呼痛，翻滚辗转；或蜷缩一团，呕吐胆汁，间见蛔虫；或其病顿失，与小伙伴尽情游戏，一瞬间，小儿又啼哭呼痛，翻滚辗转……尽管医护助力，又是打针，又是给药，但病痛依然。这时，西医大夫都会说："你们去开点中药。"中医也都会赶紧地开中药，不用说，那中药就是乌梅丸！1剂下去，即有显效，继进三四剂，其病即愈。西医大夫亦啧啧称奇。

啧啧称奇的，还有乌梅丸简化方、椒梅四逆散、椒梅排蛔汤、单味茵陈煎剂、单味生大黄粉等，在这些方中任选一首，对胆道蛔虫病都有佳效。而临床其他病证如同胆道蛔虫病一样，亦存在几首高效普适方，任择一首即有高效。

高效普适方为医者所重，为病者所期，亟待推广。笔者乃将一些病证的高效普适方集而成册，详加阐释，理论与实践并重，继承与创新同赅，这就是本书——《高效普适方巧治常见病》。是书之方，具高效、普适、简便、易用之特点，或能大益临证，惠泽大众，是为序。

胡代禄　杨向东　万晓刚

2022 年 5 月

编写说明

一、本书旨在介绍运用各类高效普适方，治疗普通感冒、咳嗽等 16 个常见病证。胆道蛔虫病现在虽不属常见病，但在笔者习医时，则属常见病、多发病，中医药治疗效果甚佳，连西医也不得不承认，甚至还被《中华外科杂志》转载，从而为中医争得若干声誉，我们没有理由忘却。该病之治还颇能体现高效普适方的运用，故笔者也将此病的证治列入。

二、本书共选取了 16 个常见病证，每个病证各介绍了 4～5 首高效普适方，每首方包括概述、各家经验举隅、笔者解读，每个病证的最后附有小结。

三、概述旨在介绍相关方剂的组成和方解，组成包括具体药物、剂量及煎服法，方解以切合临床为据，有一定的创新性。

四、各家经验举隅介绍了 1～3 个医家包括笔者运用相关方剂的经验，以及验案，力求高效，并有普适性。

五、笔者解读主要由胡代禄执笔，旨在解读各家及笔者个人对相关方剂的具体运用，索隐钩沉，注重实用，力张其长，并介绍笔者的临床心得。

六、小结均在各病证的最后，旨在介绍各同类高效普适方的特点。

七、限于篇幅，书中出现的方剂以本书介绍为准，书后不再另列索引。

胡代禄

2022 年 3 月

目 录

普通感冒   001

　一、柴葛解肌汤（《伤寒六书》）   001

　二、小柴胡汤（《伤寒论》）   007

　三、柴胡桂枝汤（《伤寒论》）   012

　四、荆防银翘汤（胡代禄经验方）   016

咳嗽   020

　一、江氏金沸草散（江尔逊经验方）   020

　二、大柴胡汤（《金匮要略》）   023

　三、柴麻四物汤（万晓刚经验方）   029

　四、麻八味加味方（常克经验方）   031

流行性腮腺炎   035

　一、小柴胡汤加生石膏（吉益南涯习用方）   035

二、加味葛根汤（房栋经验方）　038

三、普济消毒饮（《东垣试效方》）　041

四、仙方活命饮（《校注妇人良方》）　044

五、疟腮灵验方（钟秀玉经验方）　047

头痛　050

一、吴茱萸汤（《伤寒论》）　050

二、散偏汤（《辨证录》）　053

三、川芎茶调散（《太平惠民和剂局方》）　055

四、祛风散热方（《止园医话》）　059

眩晕　062

一、靖眩汤（江尔逊经验方）　062

二、吴茱萸汤（《伤寒论》）　065

三、真武汤（《伤寒论》）　069

四、镇眩汤　072

颈椎病　076

一、白芍木瓜汤（王之术经验方）　076

二、桂枝加葛根汤（《伤寒论》）　080

三、葛根汤（《伤寒论》）　084

四、五苓散合宽腰汤化裁方（许世瑞经验方）　　087

便秘　　091

一、芍药甘草汤（《伤寒论》）　　091

二、当归芍药散（《金匮要略》）　　094

三、半夏泻心汤（《伤寒论》）　　097

四、小柴胡汤（《伤寒论》）　　100

五、芍甘决苁汤（余国俊经验方）　　103

癃闭　　106

一、大承气汤（《伤寒论》）　　106

二、小承气汤（《伤寒论》）　　110

三、生大黄　　112

四、五苓散（《伤寒论》）　　114

五、真武汤（《伤寒论》）　　117

尿路感染　　122

一、五味消毒饮（《医宗金鉴》）　　122

二、四妙散加味（雷根平经验方）　　126

三、四逆散合猪苓汤（去阿胶）　　128

四、大柴胡汤（《金匮要略》）　　131

五、薏苡附子败酱散加味（张琪经验方）　　　134

更年期综合征　　　138

一、柴胡桂枝汤加味（余国俊经验方）　　　138

二、血府逐瘀汤（《医林改错》）　　　142

三、葆青汤（王幸福经验方）　　　146

四、蒿芩清胆汤加减（王洪图经验方）　　　148

痛经　　　153

一、膈下逐瘀汤（《医林改错》）　　　153

二、温经行气法（云辉霞经验方）　　　158

三、全息汤（薛振声经验方）　　　160

四、独一味胶囊　　　163

崩漏　　　167

一、三味妙药（张志远经验方）　　　167

二、茵陈蒿汤（《伤寒论》）　　　170

三、加味当归补血汤（《傅青主女科》）　　　172

四、功能性子宫出血立效方（王幸福经验方）　　　177

复发性口腔溃疡   181

一、甘露饮（《太平惠民和剂局方》）合封髓丹

（《奇效良方》）   181

二、甘草泻心汤（《伤寒论》）   185

三、甘露消毒丹（《续名医类案》）   189

四、治复发性口腔溃疡方（王幸福经验方）   192

带状疱疹初期   196

一、五苓散（《伤寒论》）   196

二、五味消毒饮（《医宗金鉴》）   200

三、甘草泻心汤（《伤寒论》）   202

四、升降散（《寒温条辨》）   204

五、龙胆泻肝汤（《医方集解》）   206

失眠   211

一、桂枝加龙骨牡蛎汤（《伤寒论》）   211

二、半夏薏苡仁汤加味（熊永厚经验方）   215

三、温胆汤（《三因方》）   220

四、半夏薏苡仁汤合黄连温胆汤（王幸福经验方）   224

五、平肝安魂汤（陈景河经验方）   227

胆道蛔虫病   231

   一、乌梅丸（《伤寒论》）   232

   二、乌梅丸简化方   236

   三、椒梅四逆散（张君斗经验方）   239

   四、椒梅排蛔汤   241

   五、单味茵陈煎剂   245

   六、生大黄粉   248

普通感冒

普通感冒俗称"伤风"，因风邪侵袭人体而引起，以头痛、鼻塞、流涕、喷嚏、恶寒、发热、脉浮为主症，发病率较高，一年四季皆可发生，以冬、春季节为多见，传统多分型辨治。

笔者以为，下述几方治疗普通感冒，既有高效性，又有较强的普适性。

一、柴葛解肌汤（《伤寒六书》）

（一）概述

1. 组成与用法

柴胡 25g，葛根 25g，羌活 10 ～ 15g，白芷 10g，生石膏 30 ～ 100g，黄芩 15g，白芍 12g，甘草 10g，桔梗 10g，生姜 10g，大枣 10g。

1 剂煎 2 次，服 1 天，分 3 次服；或少量多次，频频温服。

2. 方解

方以柴胡、葛根疏散风邪，调畅卫气，兼以疏散表热；羌活、白芷、生姜发散风邪，调畅卫气，兼以发散表寒；石膏、黄芩合柴胡清解表里邪热；白芍、甘草酸甘化阴，和营泄热；大枣合生姜补脾和胃，桔梗宣肺气以助疏泄外邪，合甘草宣肺利咽，甘草兼以调和诸药。

诸药合用，共奏发散风寒或风热，调畅卫气，清解表里邪热之功。临床可随证加味。

（二）各家经验举隅

柴葛解肌汤为明代陶华所创，功擅解表清热，用治感冒发热，收效甚捷，往往一剂即汗出热退，陶氏也因此而获得"陶一贴"的美誉。此方可用治四时感冒。兹举三则。

1. 李国平

柴葛解肌汤是治疗四时感冒的良方，我用本方随证加减，已治疗 50 多例四时感冒患者，无不应手取效。

如患者吴某，于冬月患重感冒，辗转延医调治无效，邀余诊治。其症头痛，发热恶寒无汗，颈项强急，咽干口燥，遍身骨节作痛，心烦欲呕，乍寒乍热，身倦无力。望诊：颜面红赤，舌苔薄白；闻诊：语声壮厉，呼吸息粗；切诊：六脉均浮数有力，体温 38.5℃。证属风寒之邪袭入经络肌肤所致，治宜祛风散寒、疏经通络之法，柴葛解肌汤加减。

处方：柴胡 15g，葛根 15g，羌活 15g，麻黄 10g，桔梗 10g，黄芩 10g，生石膏 15g，制半夏 10g，白芍 10g，生姜 3 片，甘草 10g。

服药 1 剂，患者汗出热退，脉静身凉，体温下降至 36.7℃，唯觉咽干口渴，尚有轻微不适感。遂依前方减麻黄；加麦冬15g，天花粉15g。再服1剂，其病霍然而愈。

总之，只要辨证准确，灵活加减，证药相符，每可收到1剂知、2剂已的疗效，真不愧为四时感冒之良方。［夏洪生.北方医话.北京：北京科学技术出版社，2015］

2. 余国俊

加味柴葛解肌汤方： 柴胡25g，葛根30g，白芷10g，羌活10g，生石膏30g，桔梗10g，甘草5g，白芍15g，青蒿15g，仙鹤草30g，生姜10g，大枣10g。

本方即柴葛解肌汤加青蒿、仙鹤草，准确地针对小儿感冒的基本病机——客寒包火，颇能同时兼顾外感高热的表、里和半表半里三个病理层次，从而发越之、清透之、引领之，直令外感高热无所遁形。余加善于深入营分之青蒿，以搜剔蕴伏深藏之邪热；加民间治疗劳伤羸弱的仙鹤草，取其扶正力宏而不留邪。

余初业医时，治疗小儿感冒高热遵循中医教材，凿分风寒、风热；又盲从温病学派，常用桑菊饮、银翘散，多无效验。亦有药后暂时热退者，但药性一过，高热又起。偶然想到柴葛解肌汤，此方是陶华用来代替葛根汤的，治疗太阳、阳明经病的恶寒渐轻，身热增盛，头痛肢楚，目痛鼻干，心烦不眠，眼眶胀痛等症。这一派客寒包火的症状，小儿感冒高热者多有之。于是试用本方，有时竟获"半剂知，一剂已"之高效。

小儿感冒高热，纯属风寒或风热者比较少见，而以外寒内热，即客寒包火者居多。

治疗小儿感冒高热，纯用辛温发表（麻黄汤、荆防败毒散），外寒虽去，内热复炽；纯用辛凉清解（桑菊饮、银翘散之类），则外寒留恋，内热亦无出路。唯主用辛温配辛寒，开通玄府，清透积热；辅以枢转升提，引热外出；佐以酸甘化阴，和营泄热；且匡扶正气，"先安未受邪之地"（叶天士语），方能"毕其功于一役"。而加味柴葛解肌汤，便完全契合这一法度。［余国俊．余国俊中医师承讲记．北京：中国中医药出版社，2019］

3. 宿勤学

许某，男，8岁。感冒高热7天，医院检查其血常规和胸片都没有发现异常。诊断为上呼吸道感染，高热。先后应用退热药、抗病毒药、抗生素和激素，肌内注射或静脉滴注，高热退而复升，反复不愈。查体温38.5℃，患儿略胖，面红口干，喜喝水，精神疲惫，纳差，小便一般，大便略干，舌苔薄白略黄，脉浮数。处方柴葛解肌汤。

柴胡25g，葛根30g，羌活6g，生石膏30g，黄芩10g，桔梗10g，白芍10g，甘草6g，生姜6g，金银花10g，炒莱菔子10g。

服1剂微汗出而高热退，复服竹叶石膏汤加金银花3剂善

后，高热再没有反复而愈。［宿勤学．杏林微蕴——江湖郎中临证实录．北京：人民军医出版社，2013］

（三）笔者解读

1. 普通感冒基本病机与治则解

普通感冒系因风邪或兼夹他邪客表，卫气郁遏，其治亟需祛除风邪及兼夹之邪，调畅卫气。

2. 辛温解表法解

因"温行凉凝"，辛温解表法辛散解表的作用远强于辛凉解表法，颇能发散风寒，调畅卫气，对风热亦能发散风邪、调畅卫气，风热遂不忌辛温解表法（药）。柴葛解肌汤之羌活、白芷、生姜除宜于风寒外，亦可用于风热以发散风邪、调畅卫气，其中羌活尤为重要，无论风寒或风热感冒者概可选用。裘沛然先生说："本病（指慢性肾炎）易患感冒，我开始用玉屏风散治疗无效，后检阅医书，防风的药物归经是膀胱、肝、脾三经，而羌活则归肾与膀胱二经，遂去防风改用羌活。以后，这位患者容易感染的情况逐步消除。有一次流感流行，全家都得了病，而独有这位患者反而没有感冒，说明羌活不仅能治肾炎的感冒，而且还有预防感冒的作用。"［裘沛然．壶天散墨．上海：上海科学技术出版社，2011］

3. 辛凉解表法解

辛凉解表法自能疏散风热、调畅卫气，对风寒亦能疏散风邪、调畅卫气，故风寒亦不忌辛凉解表法（药）。柴葛解肌汤之柴胡、葛根除宜于风热外，亦可用于风寒以疏散风邪、调畅卫气，其中柴胡尤为重要，因为大剂柴胡退热早有定论，几为固有作用。黄煌先生亦言："柴胡退热，必须大量。《伤寒论》原用八两，按一两3g换算，也需要24g！"［黄煌.黄煌经方医话（临床篇）.北京：中国中医药出版社，2017］

4. 石膏、黄芩解

由"寒胜热"（《素问·阴阳应象大论》）可知，寒凉药物能胜邪热。柴葛解肌汤之石膏、黄芩遂能胜邪热，包括风热或风寒所致以及在表在里者。其中石膏尤为重要，因为大剂石膏颇能解热。

顺便说一下，20世纪50年代初，北京脑炎流行，中医重用石膏等取效，当时的苏联医学专家觉得奇怪，石膏是钙质，不溶于水，哪有效用？后来研究，石膏微溶于水，与他药同煎，溶解度还要大些，所以用石膏不必先煎，与他药同煎更是如此。

5. 将息法

普通感冒若伴高热，则须适当助汗，即汤药少量频服、热服，间饮热开水，覆被安卧，这是迅速退热不可或缺的重要措施。

6. 方解

普通感冒较少传变，高热即为其重要表现。而柴葛解肌汤既治各型普通感冒，又善退高热，遂为普通感冒者的高效普适方。

7. 临证体悟

余氏认为，柴葛解肌汤主要适用于"客寒包火"所致之"小儿感冒高热"。笔者对此有不同意见，因为柴葛解肌汤能发散风寒或风热，调畅卫气，清解表里邪热，无论是单纯风寒或风热所致的普通感冒高热者，还是"客寒包火"或"客热包火"所致的普通感冒高热者，概可选用柴葛解肌汤，并且无分小儿、成人，恒有高效。

二、小柴胡汤(《伤寒论》)

(一) 概述

1. 组成与用法

柴胡 15 ～ 30g，黄芩 10 ～ 15g，法半夏 10g，炙甘草 10g，党参 10 ～ 25g，大枣 10 ～ 15g，生姜 10g。

1 剂煎 2 次，服 1 天，分 3 次服；或少量多次，频频温服。

2. 方解

方以党参、炙甘草、大枣补气健脾，扶助正气；柴胡、生姜辛凉辛温并用以疏散风邪、调畅卫气，兼以疏散表热或表寒；黄芩合柴胡清解表里邪热，柴胡兼能疏利气机；法半夏燥湿运脾，炙甘草兼以调和诸药。

诸药合用，共奏扶助正气、调畅卫气、疏散表邪、清解里热之功。临床可随证加味。

（二）各家经验举隅

1. 宿勤学

我在治疗感冒的时候，也选择了一条捷径，选取小柴胡汤作为基础方加减治疗各种感冒，目前看来效果还是不错的。

基本方：柴胡 10～30g，黄芩 10g，法半夏 10g，甘草 6g，党参 10g，大枣 10g，生姜 6g。

加减：风寒，合荆防败毒散加减；风热，合银翘散加减；气虚，合四君子汤加减；血虚，合四物汤加减；阴虚，合增液汤加减；阳虚，合附子理中丸加减，去生姜；咳嗽重，风寒合三子养亲汤加减；风热，合桑菊饮加减。

现代研究表明，柴胡、黄芩有明显的抗病毒、抗炎和退热等作用。大多医家认同柴胡 10g 以下用于胸胁苦满，15g 以上多用于治疗往来寒热，24g 以上多用于退热，最大剂量用至 30～60g。江苏名医严冰应用柴胡 30～40g 治疗感冒、急性支气管炎、肺炎、扁桃体炎、尿路感染发热 39℃以上，从来没有发现不良反应。

案例：一男性患者，60 来岁。头痛、身痛、鼻塞、流清涕已经 3 天，伴有咳嗽，有些稀痰，畏寒，无汗，纳差，二便尚可。自己在家服用了感冒清热颗粒、感康等药物，病情没有好转，前来门诊要求喝点中药治疗。刻诊见舌苔薄白，舌质淡，脉浮紧，体温 39℃，咽部略红，双肺呼吸音正常。拟诊为风寒感冒，处方用小柴胡汤合荆防败毒散加减 3 剂，汗出热退，诸症好转；又合三子养亲汤 3 剂，咳嗽止。[宿勤学 . 杏林微蕴——江湖郎中临证实录 . 北京：人民军医出版社，2013]

2. 余国俊

峨眉县状元街张姓妇人，年逾四旬，久患崩漏，体弱善感。偶因特大火灾外出冒风，患伤寒，卧床不起，辗转就医两月余，病势日增。时当盛夏酷暑，午时至，见患者卧于斗室，密闭窗牖，且下重帷。往来寒热频作，每日数十次发；汗出恶风，惧撩帷帐；胸满胁胀，呕恶，苔白，脉细数而弦。检视前医方药，都属补中益气汤、归脾汤之类。江老细思此证，颇与《伤寒论》第 101 条"凡柴胡汤病证而下之，若柴胡证不罢者，复与柴胡汤"之义相符。至于"下之"二字，应该活看。活看什么？活看本为柴胡汤证，但是治不如法，正气益损。于是书小柴胡汤加减。病者自以为略知医，疑其发汗而不肯服，至傍晚犹未服药，说："我长期失血，体虚如此，又久病，大汗不止，怎能再发汗？"江老为之讲解《神农本草经》记载的柴胡药性，以及《伤寒论》小柴胡汤方证之后，病者才相信，叫人购药。当晚连服两次，汗减热退，诸症若失。

第二天早晨复诊，病者欣然起坐。遂守方加减，再进一剂。续以甘淡调理，旬日而瘥。

方中柴胡、黄芩、半夏旋转少阳枢机，以达太阳之气；人参、甘草、大枣、生姜奠安中焦脾土，于稳妥平和之中大具匡扶正气，领邪外出之力。

有人问：难道虚人感冒就一定是邪在少阳？就一定要用小柴胡汤？

江尔逊老先生答：体虚之人，卫外不固，外邪侵袭，可以直达腠理。所以体虚之人患感冒之后，不论邪气是否客于少阳，都可以运用小柴胡汤，旋转少阳枢机，匡扶正气，引领稽留于腠理的邪气外出。这种治法，与后世方书论治虚人感冒，多在滋阴、助阳、益气、养血上下功夫相比，境界高出许多。［余国俊.余国俊中医师承讲记.北京：中国中医药出版社，2019］

（三）笔者解读

1.小柴胡汤解

此方总为扶正祛邪剂，以方测证，感冒应当较常存在正气不足。证之临床，感冒最为常见，最为多发，而"邪之所凑，其气必虚"（《素问·评热病论》），感冒较常存在正气不足符合临床实际。

2.临证体悟

20多年前，有医药代表到我院推销小柴胡颗粒，言其可以治感冒，我颇感不屑：其扶正药比发表药多，治什么感冒？但陆续有病人说，小柴胡颗粒治感冒效果还比较好，我才常用小柴胡汤及颗粒治疗感冒，遂有一些体会。

（1）小柴胡汤有扶助正气、疏表清热之功，自可用治虚证感冒。

（2）近些年，家人感冒了，只要不重，我都叫他们服小柴胡颗粒，一次 2 袋（含糖剂为 10 克 / 袋，不含糖剂为 3 克 / 袋），一日 3 次，每有佳效，以至于妻子说："以前感冒，你都喊吃感冒清，现在吃小柴胡颗粒还不是一样能好？"

（3）随证加减后，小柴胡汤可用治各型普通感冒，风热可加金银花、连翘、蒲公英；风寒可加羌活或荆芥、防风；若发热甚，勿问风寒风热，均重用柴胡，另加石膏，再加二三味清热解毒之品，如金银花、连翘、蒲公英、板蓝根等，清热解毒不可或缺。印会河先生亦说："时至今日，恶寒与发热已被证明为难以分割的外感热病体征，有时恶寒愈甚则体温愈见其高，体温愈高则愈须得汗退热。在外感病初起，特别是'上感'鼻塞、咽痛、发热等症状明显时，不用清热解毒是不行的！徒恃麻、桂、青龙等以辛温为主的发汗，则更是弊多利少。因温性药物，既能助长火热，即能增加上呼吸道的'炎症'，纵然是无汗而病人自觉其恶寒重于发热，也不宜贸然侈投辛温为主的方剂（无发热及'上感'症状之杂病例外），这是教训与经验告诉我的一条规律，行医五十年来，我有无数次见闻与实践！"
［印会河 . 汗法的临床运用与体会 . 中医杂志，1990（3）：6］

（4）如何鉴别寒性和热性感冒，高建忠先生说："通常'感冒'会有两种感觉：一种先是身上冷，全身难受，自己感觉可能感冒了，这多是伤寒；一开始觉得先嗓子干，然后嗓子疼，然后鼻子难受，好像全身症状是后起的，这多是温病。这是临床上初步判断伤寒、温病最简便的方法，即看患者刚起病是以皮毛还是口鼻的症状为先。"[高建忠.临证实录与抄方感悟.北京：中国中医药出版社，2014]此说符合临床实际，对鉴别寒性和热性感冒颇有助益，可资借鉴。

3. 柴胡配甘草

黄煌先生言："柴胡还必须配伍甘草，因为看《伤寒论》原文，小柴胡汤的加减很多，人参、姜、枣、黄芩均可去，唯独柴胡、甘草不能去。"[黄煌.黄煌经方医话（临床篇）.北京：中国中医药出版社，2017]可资借鉴。

三、柴胡桂枝汤（《伤寒论》）

（一）概述

1. 组成与用法

柴胡 15～30g，桂枝 10～15g，白芍 10～15g，法半夏 10g，黄芩 15g，生姜 10g，大枣 10g，炙甘草 10g，党参 10～25g；虚人感冒，加仙鹤草 30～50g。

1 剂煎 2 次，服 1 天，分 3 次服。

2. 方解

柴胡桂枝汤较小柴胡汤多桂枝、白芍，而桂枝、白芍一散一收，有增扶正祛邪作用，故柴胡桂枝汤大致可看作是小柴胡汤的加强版，亦有扶助正气、调畅卫气、疏散表邪、清解里热之功。临床可随证加味。

（二）各家经验举隅

1. 宿勤学

5月末的一天，一位老患者，前几天感冒高热，经输液治疗好多了，现在怕冷、怕风、汗多、头略微有点痛，还有些晕，而且不想吃东西，都5月末了，还穿着羽绒服，戴着口罩。查：神疲面白，舌苔薄白，舌质淡，脉浮而无力。诊断为虚人感冒（其实就是阳虚外感）。治宜调和营卫，和解扶正。

处方：柴胡12g，桂枝10g，白芍10g，法半夏10g，黄芩10g，生姜10g，大枣10g，炙甘草6g，党参10g，仙鹤草50g。

服药3剂后复诊，病人说好多了，又有点咳嗽了。于是上方去党参、生姜；加干姜10g，五味子10g。又服3剂，症状消失，脱去了羽绒服。

本方余国俊老师主张去掉党参，换用仙鹤草，扶正力宏而不恋邪气。但我在应用当中一般都忘了去党参，效果也不错，未见明显的不良反应。柴胡在治疗虚人感冒时不能用量太大，一般不超过24g。

总之，只要断定病人是体虚感冒，就可以直接用柴胡桂枝汤加仙鹤草，省去了辨证气血阴阳的套路，有是证，用是方。

［宿勤学．杏林微蕴——江湖郎中临证实录．北京：人民军医出版社，2013］

2. 刘方柏

桂枝汤与小柴胡汤合用后，有了自己的独特性，这种独特性，起码表现在癫痫、高热和虚人感冒三种病证的治疗上。

（1）高热案

余某，男，45岁。发病前3天外出劳作淋雨，回家后饮酒数杯，次日腹不适，身痛寒冷，自购药服，似有好转。而后却开始发热，遂去医院治疗。经查体温39.8℃，拟诊为"伤寒"，但治疗1周，体温一直波动在39.2～39.8℃之间，邀我会诊。见其微烦，询问得知近日进食极少，渴而饮水不太多，时有汗出畏风现象，脉虚数，舌质偏红，苔黄。乃处以柴胡桂枝汤加石膏30g。服药当晚，患者静卧，体温降至39.0℃；服完2剂，体温降至37.8℃；共服5剂，体温完全恢复正常。

临床表明，凡高热持续不退，只要细审有邪羁太阳、少阳之病机者，不论何病，用本方都有良好的退热作用。

（2）虚人感冒案

吴某，30岁。平素体弱，复经3次"人流"，经常感冒，3天前冒风受凉，出现全身疼痛、恶寒发热、清涕喷嚏、微咳、不欲饮食，前医用荆防败毒散未效。脉虚缓，苔薄白，面㿠白少华，轻微气短感。诊为虚人感冒，处以柴胡桂枝汤。服药3剂，诸症消失。

另外，本方尤宜于产后感冒。因为产后失血，机体空虚，气又随汗外泄，所以无论平日体质如何健壮，产后感冒都属虚

人感冒，凡诊者均可采用本方。[刘方柏.刘方柏临证百方大解密.北京：中国中医药出版社，2013]

（三）笔者解读

1.柴胡桂枝汤解

此方在组成上是小柴胡汤加桂枝、白芍，在功用上与小柴胡汤大抵相似。大塚敬节先生亦认为："柴胡桂枝汤用于恶寒、发热、关节痛、头痛、腹痛等主诉者，与小柴胡汤（参考第肆章）证相似，所以不仅用于感冒缠绵不愈者，也用于胃炎、胃溃疡、胆囊炎、阑尾炎等。"[大塚敬节.汉方诊疗三十年.北京：华夏出版社，2011]

2.仙鹤草解

此药有"补虚"强壮之效，常可用于虚人感冒。余国俊先生亦言："我初用柴胡桂枝汤时，因虑方中之人参（党参）壅补，便师法蒲辅周老先生而用我省梓潼县所产的泡参代之。泡参体轻有孔，不恋邪，但补力不及党参。后来改用仙鹤草30～50g，效验即彰。仙鹤草又名脱力草……此药扶正力宏而不留邪。"[余国俊.中医师承实录——我与先师的临证思辨.北京：中国中医药出版社，2014]

3.临证体悟

（1）柴胡桂枝汤大致可看作是小柴胡汤的加强版，随证加味可用治各型普通感冒。

（2）宿氏言"只要断定病人是体虚感冒就可以直接用柴胡

桂枝汤加仙鹤草"，且党参与仙鹤草可同用，笔者亦有同感。

四、荆防银翘汤（胡代禄经验方）

（一）概述

1. 组成与用法

荆芥 10g，防风 10g，羌活 10 ～ 15g，苏叶 10g，金银花 15g，连翘 15g，柴胡 25 ～ 40g，黄芩 15g，蒲公英 25g，板蓝根 25g，葛根 25g，石膏 30 ～ 100g，甘草 10g。

1 剂煎 2 次，分 3 次服；或少量多次，频频温服。

2. 方解

方以荆芥、防风、羌活、苏叶、柴胡、葛根辛温辛凉并用以发散风邪、调畅卫气，兼以发散表寒或表热；金银花、连翘、黄芩、蒲公英、板蓝根、石膏合柴胡清解表里邪热；甘草调和诸药。

诸药合用，共奏发散风寒或风热、调畅卫气、清解表里邪热之功。

（二）各家经验举隅

1. 胡代禄

验案：某男，16 岁，4 年前因患急性阑尾炎，手术后痊愈，但其后易感冒，每年都要患二三次，每次都很有规律性，先是反复高热两三天，继而是反复中等度发热三四天，最后反复低热好几天，迭经西医药治疗，规律性也没改变。

此次因感冒发热 1 天来诊，体温 39.2℃。诉时冷时热，头痛，头重，身痛，有时鼻塞、喷嚏，时流清涕，口干，不欲饮，舌苔薄白，脉浮数。此为实证感冒，但风寒或风热不明显，乃投荆防银翘汤。

荆芥 10g，防风 10g，羌活 15g，苏叶 10g，金银花 15g，连翘 15g，柴胡 30g，黄芩 15g，蒲公英 25g，板蓝根 25g，葛根 25g，石膏 45g，甘草 10g。

水煎 2 次，沸后 15 分钟即可，少量多次，频频热服，并覆被安卧，间服热开水。

1 剂即汗出热退身凉，体温 36.8℃，诸症大减。继予上方 3 剂，1 日 1 剂，分 3 次服。不再助汗，患者未再发热，诸症消失，延续 4 年的发热规律终于被阻断。

2. 何绍奇

近 20 年来，又涌现出一批新型的辛凉解表方，与前述金代、明代的辛凉方相近。如羌活板蓝根汤（羌活、板蓝根），羌活黄芩汤（羌活、黄芩），羌蒡蒲薄汤（羌活、牛蒡子、蒲公英、薄荷）等。这些方，无论解表、清热，两方面作用都很强，也不拘于伤寒、温病，剂量也不再是"治上焦如羽，非轻不举"，如羌活一般用 9 ～ 15g，板蓝根用 15 ～ 30g。

余治外感初起，症见恶寒、身痛、高热不退、口渴、无汗或汗出不畅者，尝取败毒散之荆芥、防风，竹叶石膏汤之竹叶、石膏，小柴胡汤之柴胡、黄芩，银翘散之金银花、连翘，差不多1～2剂即可退热，屡经运用，故敢为读者告。自谓此方虽杂凑而成，但亦得金元之余绪，名之为"辛凉解表方"，亦无不可。盖辛者，辛以解表；凉者，凉以泄热也。[何绍奇.读书析疑与临证得失.北京：人民卫生出版社，2017]

（三）笔者解读

1. 实证感冒治则解

实证感冒分风寒、风热，均可伴有高热，故实证感冒的高效普适方，亟需兼顾风寒、风热以及高热。而辛温与辛凉并用，合以清法，即能兼顾风寒、风热以及高热。

2. 荆防银翘汤与"辛凉解表方"解

荆防银翘汤与"辛凉解表方"，均是取感冒效方如荆防败毒散、银翘散、小柴胡汤、柴葛解肌汤或羌活蒲蓝汤之主药"杂凑而成"，二方师法相同，颇为相似，均是辛温与辛凉并用，合以清法，能散表邪（风寒、风热），畅卫气，清邪热（风热或风寒所致以及在表在里者），凡实证感冒者，勿问风寒、风热，概可选用，恒有高效。

3. 高效方组方思路

取病证有关效方的主药，合而成方，是一种法简效宏的组方方法，似始于唐代医学大家孙思邈。

【小结】

1. 普通感冒高效普适四方特点

（1）柴葛解肌汤集聚辛温、辛凉与清法，普适性较强，凡实证感冒者概可选用，虚证感冒则当慎用或忌用。

（2）小柴胡汤扶正祛邪并举，颇宜于虚证感冒。随证加味，亦可用治各型感冒。

（3）柴胡桂枝汤是小柴胡汤的加强版，颇宜于虚证感冒。随证加味，亦可用治各型感冒。

（4）荆防银翘汤集聚辛温、辛凉与清法，犹如柴葛解肌汤，但清热解毒作用为胜，凡实证感冒者概可选用，虚证感冒者则当慎用或忌用。

2. 注意事项

（1）伴高热者，则需适当助汗。即汤药少量频服、热服，间饮热开水，覆被安卧，这是迅速退热不可或缺的重要措施。

（2）病情严重者，需配合西医治疗。

咳 嗽

咳嗽是肺系疾患的一个常见证候，外感或内伤的多种病因，导致肺气失于宣发、肃降时，均会使肺气上逆而引起咳嗽，传统多分型辨治。

笔者以为，下述几方治疗咳嗽，既有高效性，又有较强的普适性。

一、江氏金沸草散（江尔逊经验方）

（一）概述

1. 组成与用法

旋覆花 10g，白芍 10g，生甘草 10g，法半夏 10g，茯苓 10g，陈皮 10g，杏仁 10g，白芥子 10g，荆芥 6g，前胡 10g，桔梗 10g。

笔者临床恒加麻黄 10g。若患者为小儿，则以款冬花 10g 代旋覆花。1 剂煎 2 次，服 1 天，分 3 次服。

2. 方解

方以麻黄、杏仁、荆芥、前胡、桔梗宣肺止咳；旋覆花、半夏降气化痰；二陈汤合白芥子理气燥湿化痰；白芍合甘草缓急止咳，桔梗合甘草清利咽喉。

诸药合用，共奏宣降肺气、理气燥湿、止咳化痰之功。临床可随证加减。

（二）各家经验举隅

1. 江尔逊

余早年体弱，薄受风寒辄咳，每以金沸草散取效。施诸他人，亦收捷效。数十年来，余治咳嗽，无论新久，亦无论表里寒热虚实，恒喜用此方化裁。有病者咳嗽缠绵数月，遍用中西药物乏效，服此汤数帖而瘥。余因叹其佳妙而授他人，以至辗转传抄，依样画葫芦，竟亦屡有霍然而愈者（方中主药金沸草乃旋覆花之茎叶，余恒用其花）。余用此方治愈之咳嗽不知凡几，深知方中诸药均可损益，唯旋覆花、芍药、甘草三味为举足轻重而不可挪移之品，故特表而彰之。

若风寒咳嗽，不论久暂，可尽用本方；若喉痒咳痰不爽，似燥咳而实非，可加桔梗；风热咳嗽，去荆芥、前胡，合桑菊饮；燥热咳嗽，去荆芥、前胡，合贝母瓜蒌散；痰多而清稀，合二陈汤；痰黄而夹热，加黄芩，或合泻白散；兼喘，合三拗汤；痰壅气促，上盛下虚，去荆芥、前胡，合苏子降气汤；咳嗽日久，无明显外证，合止嗽散；脾胃虚弱，合五味异功散；反复感冒者，合玉屏风散。［江尔逊.金沸草散琐言.四川中医，1986（1）：13］

2. 余国俊

江氏金沸草散综合取舍"金沸草散"和"旋覆花汤",并合用了六安煎(二陈汤加杏仁、白芥子)和桔梗汤。

江氏金沸草散堪称治咳高效方。方用荆芥、前胡疏散风寒,宣畅肺气;旋覆花肃肺降气,豁痰蠲饮。方中内寓芍药甘草汤缓急解痉;六安煎运脾祛痰,清咽利膈。

余治外感咳嗽,必首投江氏金沸草散,疗效高于同类方药。又遵江老之训,通过灵活化裁,充分发挥复方之协同作用,而扩大其运用范围,通治诸般咳嗽(喉源性咳嗽除外)。

[余国俊.余国俊中医师承讲记.北京:中国中医药出版社,2019]

(三)笔者解读

1. 咳嗽难治解

俗话说"伤风咳嗽,郎中对头"。说明咳嗽既频发常见,治疗效果也多不迅捷。究其因,不是医者辨证施治的水准不够,而是没有掌握高效普适方。咳嗽多为小恙,辨证施治何难?

2. 临证体悟

(1)风寒咳嗽以杏苏散为主方,风热咳嗽以桑菊饮为主方,可临床应用往往效果不好,名医章次公更是力贬桑菊饮:"而用吴鞠通之银翘散、桑菊饮,病轻者幸能为力,重者必火势燎原而后已。"[章次公.章次公论外感病.上海:上海中医药大学出版社,2009]反之,若以江氏金沸草散加麻黄为基础方,随证加减以治各型咳嗽，大多一二剂即有显效。

（2）医者多认为，"江氏金沸草散的关键药物是旋覆花、白芍、甘草三味"，但笔者临床体会，还应加上麻黄，多能起增效作用。

（3）小儿颇重口味，而旋覆花入煎剂味劣难喝，若治小儿咳嗽，笔者恒以款冬花代旋覆花，既改善了药味，又不影响疗效。

二、大柴胡汤（《金匮要略》）

（一）概述

1. 组成与用法

柴胡25g，大黄10g（另包），枳壳30g，黄芩15g，制半夏15～25g，白芍25g，生姜10g，大枣12g。1剂煎2次，服1～2天，1天服3次。

2. 方解

方以柴胡、枳壳、大黄调畅三焦气机；黄芩合大黄攻逐实热，大黄兼能泻下热结；半夏、生姜合枳壳化痰止咳，半夏、生姜兼能降逆和胃；白芍、大枣缓急止咳。

诸药合用，共奏调畅气机、攻逐实热、化痰止咳之功。临床可随证加减。

（二）各家经验举隅

1. 刘海云

笔者在临床中，体会此方辨证化裁，治疗肝火咳嗽亦有良效。

处方：柴胡 12g，黄芩 10g，半夏 6g，枳实 10g，白芍 9g，桑白皮 12g，大黄 9g，川贝母 10g，枇杷叶 10g，栀子 10g。

加减：胸闷气逆加旋覆花，痰黏难咯加海浮石，胸痛加郁金、丝瓜络，咽燥口苦加沙参、天花粉，肝郁火旺加龙胆草，咳嗽不减加诃子。

疗效观察：30 例患者服用本方后，1 剂咳减，2 剂咳大减，3 剂咳痊愈者 20 例，6 剂咳痊愈 7 例，9 剂咳痊愈 3 例。

验案：患者李某，男，48 岁，干部。就医时咳嗽已 1 个月，上气咳逆阵作，咳时面赤，痰黏量少色黄，咽干口苦，胸肋胀痛，心烦欲呕，小便黄，大便秘结，色质红，苔薄黄，脉弦数。此乃肝火犯肺（木火刑金）。投柴胡 12g，黄芩 10g，半夏 6g，桑白皮 9g，枳实 10g，大黄 9g，栀子 10g，白芍 9g，枇杷叶 10g，川贝母 10g。水煎服，日 1 剂。

3 剂后复诊，咳嗽大减，二便调，舌红，苔薄黄，脉弦。原方去大黄、半夏；加沙参 12g，诃子 9g。继服 3 剂后，症状消失而痊愈。［刘海云. 大柴胡汤加减治疗肝火咳嗽 30 例临床观察. 甘肃中医学院学报，2004，21（1）：30］

2. 杨森荣

一同门师兄，其姑父咳嗽月余，师兄以止咳方法治之，不效反更坏。又以脏腑生克辨治，予景岳化肝煎不效。与我讨论，见胸胁痞满，口苦咽干，便时溏时硬，咽痛，遇情志刺激时乳部痛甚，咳亦甚，口渴，无表证。我辨为少阳阳明合病，予大柴胡汤（大黄12g）加石膏、薏苡仁、桔梗汤2剂，并嘱得痛泻后更服。

师兄虑石膏、大黄太寒，不敢用，我说无妨！便试用1剂，得四五泻，来电问怎么办？需去石膏、大黄否？我说否，进2剂。今来信言病已痊愈！师兄不明为何我有此把握和疗效，并要和我辩论五行生克和脏腑的作用。我说方证对应则已，无需辨也。[何莉娜.黄仕沛经方亦步亦趋录.北京：中国中医药出版社，2011]

3. 黄煌

（1）此方用于呼吸道疾病，也是效果出奇。支气管炎痰多黏稠，可用大柴胡汤合厚朴汤；支气管哮喘胸满唇暗，大柴胡汤合桂枝茯苓丸；肺炎发热或支气管扩张，见痰黄黏稠，大柴胡汤合小陷胸汤；如出血，则大柴胡汤加黄连。这些都是我临床常用的合方，无不立竿见影。

（2）6月中旬的一天早晨，堂哥打电话来，告诉我老人发高热，神志也不是太清醒，问我如何办是好。当时，我考虑老人肺部感染，一般应该住院，但老人骨折搬动又不便，故决定暂不住院，服用中药。

柴胡 30g，黄芩 10g，姜半夏 15g，枳壳 30g，白芍 20g，制大黄 10g，厚朴 15g，栀子 15g，连翘 60g，干姜 3g，红枣 15g。嘱取 2 剂，每剂煎服 600mL，一天内分 3 ～ 4 次服用。

翌日早晨，堂哥来电话说，服药以后，夜半大汗，体温已经下降，尚有几分低热，稍有咳嗽，但痰不多。嘱继续服用原方。此后，连续 3 天，体温接近正常，而且大便通畅，神志清楚，食欲恢复。端午节，我专程去老家看望老人。她已能坐藤椅，精神很好，午饭还吃了了好几块红烧肉。

用大柴胡汤合栀子厚朴汤治疗老年肺部感染，是我这几年积累的经验。［黄煌.黄煌经方医话（临床篇）.北京：中国中医药出版社，2017］

（三）笔者解读

1. 案解

上述几案皆为咳嗽。第 1 案是"肝火咳嗽"，是为辨证施治；第 2 案是"少阳阳明合病"，是为方证对应；第 3 案（"支气管炎痰多黏稠""肺炎发热或支气管扩张见痰黄黏稠"）；第 4 案（"老年肺部感染"），是为专病专方。而大柴胡汤治之，均获佳效，说明大柴胡汤治咳嗽既有高效性，又有较强的普适性。

2. 大柴胡汤治咳嗽奥秘何在

方中柴胡疏肝理气，虽侧重于肝胆、中焦，但肝疏胆利，关系到气机的调畅，故柴胡之行气还能旁及上焦、下焦；枳实破气，消痞，散积，虽侧重于中焦，但中焦为气机升降枢纽，故枳实之行气可旁及上焦、下焦；大黄荡涤肠胃，泻下通便，可消热结，行积气，降逆气，运肠腑，而肺与大肠相表里，故大黄虽侧重于"其下者"，但更有利于气机升降出入。三药相合，气滞行之，气逆降之，升降出入复常，三焦气机调畅，而气畅行即能抗邪。

气滞、气逆多因于邪客，还需祛除邪气，所谓"邪气内逆，则气为之闭塞而不行"（《灵枢·五癃津液别》）"辟除其邪，除其邪则乱气不生"（《素问·四时刺逆从论》），即寓其意。是方之柴胡、黄芩清解热邪，大黄攻逐热邪、实邪，则热邪可清，实邪可祛；半夏、生姜、枳实化痰，半夏、黄芩兼能燥湿。

总之，大柴胡汤颇能调畅三焦气机，兼能攻逐邪气，能解除或顿挫气滞、气逆病证，这就是大柴胡汤治咳嗽的奥秘所在。由于咳嗽总为气机壅滞，肺气上逆，常有邪气作祟，而大柴胡汤颇能调畅气机，攻逐邪气，颇合咳嗽病机，遂成为咳嗽的高效普适方。

3. 枳实解

枳实常可以枳壳代之，黄煌亦言，"张仲景方中枳实均可以用枳壳替代""我经常使用的大柴胡汤常用枳壳20g，或枳实、枳壳同用，效果很好"。可资借鉴。

4. 临证体悟

（1）大柴胡汤调气祛邪作用较强，颇宜于咳嗽较剧或肺部有感染者。

笔者岳母，年过八十后时发咳嗽，自服阿莫西林克拉维酸钾等药，二三天即缓解。前年1月初，咳嗽又发，自服上药3天，咳嗽不见减轻反而更剧。症见咳嗽频而剧烈，几无休时，兼见气喘（素无气喘），喉有痰声，痰少难咯，苔微黄偏腻，脉弦数。见其年高而咳嗽太剧，欲送医院住院，可岳母坚决不去，说吃吃中药看看，遂予大柴胡汤合栀子厚朴汤加味。

柴胡25g，黄芩10g，法半夏15g，枳壳30g，白芍20g，制大黄6g（另包，同煎），厚朴15g，栀子12g，干姜6g，大枣15g，连翘15g。2剂，煎药机煎12袋，1次服1袋，1日3次。

另：鲜竹沥60mL，1日3次；阿莫西林克拉维酸钾，0.375g，1日3次。二药连服2天。

服3袋中药后，咳嗽大减，第2天下午又去打麻将，余药服完，咳嗽亦愈。

（2）笔者用大黄，无论是用生大黄或制大黄，还是后下或入药同煎，每每注明另包，以方便患者根据泻下程度，灵活使用大黄用量。

5. 借鉴

黄煌先生习用"大柴胡汤合栀子厚朴汤治疗老年肺部感染"，可资借鉴。

三、柴麻四物汤（万晓刚经验方）

（一）概述

1. 组成与用法

柴胡 15g，黄芩 15g，制半夏 15g，前胡 15g，杏仁 15g，麻黄 10g，薏苡仁 30g，当归 15g，川芎 15g，生地黄 25g，赤芍 15g，蒲公英 15g，野菊花 15g，甘草 10g，重楼 15g。

1 剂煎 2 次，服 1～2 天，1 天服 3 次。

2. 方解

方以麻黄、杏仁、前胡、柴胡宣肺止咳；黄芩、蒲公英、野菊花、重楼合柴胡清解热邪、毒邪、郁热；当归、川芎、赤芍、生地黄活血化瘀，痰瘀同治；半夏、薏苡仁、炙甘草合前胡化痰止咳。

诸药合用，共奏清热解毒、祛瘀化痰、宣肺止咳之功。

（二）各家经验举隅

1. 万晓刚

郑女十八，就读于某高校，其母微信代诉并传舌图，夜咳无痰，咳声重浊，丑时为甚；面疮如豆，背部尤多，其色深红；舌色红，苔薄白。余情未作详询。

处方：柴胡 15g，黄芩 15g，法半夏 10g，前胡 15g，杏仁 15g，麻黄 10g，薏苡仁 30g，当归 15g，川芎 15g，生地黄 25g，赤芍 15g，蒲公英 15g，野菊花 15g，炙甘草 10g。

周五晚服 1 次，是夜几无咳嗽，晨起面疮消退。继服两日，至周日下午返校时，咳嗽痊愈，面背红疮消退，微有遗痕。

2. 胡代禄

一次受凉后，余有些感冒，伴有咳嗽，感冒倒很快就好了，可咳嗽变剧，遂服一些西药，可连服 4 天，咳嗽没有丝毫减轻，仍然时时剧咳，痰少，乃服中药。想到前不久，曾给三个患咳嗽的熟人用柴麻四物汤，1 例是夜咳，2 例是热咳，都是 1 剂知，2 剂即愈。乃自服柴麻四物汤，剂量与上方一致，只是将法半夏由 10g 改为 15g，另加重楼 15g，当天咳嗽就明显减轻，2 剂没服完，咳嗽即愈。

（三）笔者解读

1. 万晓刚验案，咳为肺逆，丑乃肝时，肝胆失调；舌红为热，疮必血滞，心肺血热蕴毒；肝胆之热犯肺，肺气失宣则咳；血热犯肤，遂多暗疮。虽现"心肺血热蕴毒，肝胆之热犯肺"，但总属热咳，予用柴麻四物汤以清热解毒、祛瘀化痰、宣肺止咳，遂能奏功。方中以柴胡、黄芩清疏肝胆，麻杏苡甘宣肺散热，四物加蒲公英、野菊花寓消毒饮意以清血分之瘀热。

2. 胡代禄案中之咳嗽，兼症少，寒热不显，考虑到无明显寒证表现，乃用柴麻四物汤。柴麻四物汤系万晓刚博士所拟，是小柴胡汤去人参、大枣、生姜，合麻杏苡甘汤及四物汤，再加前胡、野菊花、蒲公英、重楼而成。

3. 四物汤的基本构成可以说是活血化瘀，痰瘀同治，但并不是随便配用数味活血化瘀药即有较好的化瘀祛痰作用。方中当归可用治"咳逆上气"（《神农本草经》），苏子降气汤、金水六君煎中即伍有当归。唐伟华说："余治疗风寒咳嗽，气息喘逆，于辨证方中加入当归，其效倍增。"［唐伟华.悬壶杂记——民间中医屡试屡效方.北京：中国科学技术出版社，2017］说明当归可用治热咳、寒咳。金沸草散中伍有芍药，江尔逊老中医将其列为主药之一；川芎嗪注射液（川芎提取物）可用治慢支炎、肺气肿、肺心病以及肺动脉高压；生地黄有类皮质激素作用。这些也应该是四物汤可用治咳嗽的依据。

4. 柴麻四物汤有较强的清热解毒、祛瘀化痰、宣肺止咳作用，除寒咳外，其他咳嗽概可用之。

四、麻八味加味方（常克经验方）

（一）概述

1. 组成与用法

炙麻黄 10～15g，杏仁 10g，石膏 30～45g，甘草 10g，黄芩 15g，射干 10g，葶苈子 10g，枇杷叶 15g，瓜蒌皮 15g，制半夏 15g，藿香 10g，秦皮 15g，重楼 15g。

1 剂煎 2 次，服 1～2 天，1 天服 3 次。

2. 方解

方以炙麻黄、藿香宣通肺气，兼以疏散风邪；石膏、黄芩、秦皮、重楼清解热邪；枇杷叶、瓜蒌皮、杏仁、制半夏、射干、葶苈子化痰止咳，其中枇杷叶、瓜蒌皮、杏仁兼能宣通肺气，制半夏、射干、葶苈子兼能肃降肺气。

诸药合用，共奏疏风清热、宣降肺气、化痰止咳之功。

（二）各家经验举隅

1. 常克

验案： 患儿7岁，咳嗽2天，有白痰，盗汗，磨牙，口臭，纳差，二便可。

处方： 炙麻黄10g，杏仁10g，生石膏15g，生甘草5g，黄芩10g，川射干10g，葶苈子10g，蜜枇杷叶10g，瓜蒌皮10g，法半夏10g，藿香10g，秦皮10g，重楼10g。2剂。

患儿未复诊，后得知服上药后，咳嗽愈。

2. 胡代禄

验案： 余之孙子3岁时，患支原体感染，主要是发热、咳嗽，当体温到38.5℃以上，则予西药退热，虽中西药并进，咳嗽一直没减轻，到第7天时，不再发热，咳嗽却更剧，妻子在一旁默数十几下，小孙子必发剧烈的干咳，连咳好多声，隔十几下又发剧咳，我又建议服中药，儿媳、儿子终于同意，乃予常克案中原方，仅减小剂量。

炙麻黄6g，杏仁6g，生石膏15g，生甘草5g，黄芩10g，川射干 6g，葶苈子 6g，枇杷叶 6g，瓜蒌皮 6g，法半夏 6g，藿香 6g，秦皮 6g，重楼 6g。

服药后约 20 分钟，咳嗽开始减轻，到 30 多分钟，咳嗽完全停止，到第 2 天亦未再咳一声，余药又服 1 次，咳嗽乃愈。

可儿子说，本来都要好了，你是窃取胜利果实。话虽这么说，但以后给小孙子开中药，小两口不再反对。

（三）笔者解读

1. 麻八味解

此方是麻杏石甘汤加葶苈子、枇杷叶、黄芩、射干，即麻杏石甘汤的加强版，也是"师其法而不泥其方"的范例。

麻杏石甘汤是治疗肺热咳喘的名方，但药仅四味，力嫌不足，有待加强。麻黄虽为宣通肺气第一药，但短于肃降肺气，乃予葶苈子肃降肺气，遂能宣降肺气；杏仁止咳平喘，为治咳喘要药，加枇杷叶化痰止咳，遂增化痰止咳之效；黄芩能助石膏清泄肺热，射干能助甘草清热解毒，利咽祛痰。八味药相合，共奏清泄肺热、宣降肺气、化痰止咳之功，可作为各型咳嗽的基础方，再随证加味。如：热咳可加瓜蒌皮、法半夏、藿香、秦皮、重楼，即为麻八味加味方；寒咳可加干姜、细辛、桂枝、白芥子；痰多可加瓜蒌皮、白前、海蛤壳、枳壳。

2. 案解

第 1 案属热咳，第 2 案不是寒咳，乃予麻八味加味方以疏风清热，宣降肺气，化痰止咳，遂获佳效。

3. 临证体会

同学胡茂秋说，麻八味确实是治咳良方，有几个小儿咳嗽，咳得非常厉害，我只用麻八味加味方，没用一粒西药，就治好了。麻八味提高了我治疗咳嗽的有效率。

4. 葶苈子解

有医者对小儿咳喘用葶苈子心存顾虑，认为有败胃之弊。但据笔者经验，在麻杏石甘汤的基础上加之，几无败胃之弊，可放胆用之。

【小结】

1. 咳嗽高效普适四方特点

（1）江氏金沸草散：颇能宣降肺气，化痰止咳，普适性较强，凡咳嗽者概可选用。

（2）大柴胡汤：有较强的调畅气机，攻逐邪气作用，颇宜于咳嗽较剧或肺部有感染者。若年高体弱，则当慎用。

（3）柴麻四物汤：清热解毒作用较强，主要适用于热咳，勿用于寒咳。

（4）麻八味及其加味方：麻八味颇能宣降肺气，可作为各型咳嗽的基础方；麻八味加味方清热解毒作用较强，适用于热咳，勿用于寒咳。

2. 注意事项

（1）喉源性咳嗽不在本节讨论之列。

（2）病情严重者，需配合西医治疗。

流行性腮腺炎

流行性腮腺炎是腮腺炎病毒引起的急性呼吸道传染病，通过飞沫传播，多发生于儿童。其病变以腮腺非化脓性炎症为主，也可延及各种腺体或神经系统及心、肝、肾等器官。临床上以发热、倦怠、咽痛、头痛、腮腺肿痛为特点。此病属中医"痄腮""蛤蟆瘟""温毒"等范畴，传统多分型辨治。

笔者以为，下述几方治疗流行性腮腺炎，既有高效性，又有较强的普适性。

一、小柴胡汤加生石膏（吉益南涯习用方）

（一）概述

1. 组成与用法

柴胡 10～20g，黄芩 10g，党参 10g，甘草 5g，制半夏 10g，生姜 5g，大枣 10g，生石膏 45～90g。

1 剂煎 2 次，服 1 天，分 3 次服；或少量多次，频频温服。

2. 方解

方以柴胡、生姜辛凉辛温并用，发散表热，透泄里热；黄芩、石膏合柴胡，清解表里邪热；党参、炙甘草、大枣补气健脾，扶助正气；半夏合生姜，和胃降逆。

诸药合用，共奏清泄表里邪热、扶助正气之功。临床可随证加味。

（二）各家经验举隅

1. 余国俊

1974 年，江老治一男患者，5 岁，患痄腮，腮腺漫肿，坚硬，高热不退。迭用银翘散、普济消毒饮加减，连服几天无效。遂借鉴《皇汉医学》治疗耳前后肿用小柴胡加石膏汤的经验，径用本方，1 剂热退，2 剂肿消。

江老讲解本案时说，痄腮虽属温病，但主症是腮颊焮热肿痛，而腮颊又是阳明、少阳经脉循行的部位，病症、病位和病势都一目了然。《伤寒论》第 231 条说："阳明中风……耳前后肿，刺之小差；外不解，病过十日，脉续浮者，与小柴胡汤。"而日本医家吉益南涯倡导使用小柴胡汤加生石膏，以清解少阳、阳明两经的郁热，是很有见地的。这是经络辨证与方证对应相结合。[余国俊. 余国俊中医师承讲记. 北京：中国中医药出版社，2019]

2. 樊英诚

临床资料：25 例年龄在 16～30 岁，发病后 1～4 天入院，发热 24 例；一侧腮腺肿大者 7 例，双侧腮腺肿大者 18 例；发病 2～4 天合并睾丸炎者 10 例，4 天以后合并睾丸炎者 15 例，一侧睾丸肿大者 18 例，双侧睾丸肿大者 7 例，有睾丸胀坠疼痛感者 22 例。

小柴胡加石膏汤方药组成：生石膏 50～100g，柴胡 15g，黄芩 10g，党参 10g，制半夏 10g，生姜 5g，大枣 5 枚，板蓝根 30g，海藻 15g，橘核 15g，生甘草 5g。

腮部外敷金黄散，淡米醋或蛋清调敷，每日 2 次；睾丸肿痛明显者，以丁字带托敷阴囊。25 例中，有 2 例因高热不能进食而配合临床输液，3 例加用强的松 10mg，1 日 3 次，连服 3 天。

治疗结果：25 例患者经住院 5～10 天（平均 6.4 天），服药 3～7 剂（平均 5 剂）。治疗后，热退、腮肿消、睾丸复常，均获痊愈。热退最快 1 天，最长 4 天，平均 2.6 天；腮肿消退最快者 2 天，最长者 5 天，平均 3.3 天；睾丸肿痛消失最快者 2 天，最长者 6 天，平均 3.2 天；睾丸肿大复常最快者 3 天，最长者 7 天，平均 5.1 天。

讨论及体会：我们选加板蓝根清热解毒，海藻软坚散结消肿，橘核理气散结止痛，全方既能清解足厥阴、足少阳二经之邪毒，又有散结消肿的作用，并结合金黄散外敷腮部。［樊英诚. 小柴胡加石膏汤治疗流行性腮腺炎合并睾丸炎. 中医杂志，1985（6）：38］

（三）笔者解读

1. 江尔逊老先生言"痄腮虽属温病，但主症是腮颊焮热肿痛，而腮颊又是阳明、少阳经脉循行的部位"，遂用小柴胡汤加石膏"清解少阳、阳明两经的郁热"，其说虽通，但可另解。

小柴胡汤加生石膏有清泄表里邪热、扶助正气之功，以方测证，痄腮系因表里邪热为祟，或存在正气不足，予小柴胡汤（加味）清泄表里邪热，扶助正气，遂能奏功。

2. 樊英诚报道病例系流行性腮腺炎合并睾丸炎，较寻常腮腺炎略重，予小柴胡汤加石膏、板蓝根、海藻、橘核，"疗效较为满意"，说明小柴胡汤加石膏确为流行性腮腺炎效方。

3. 予金黄散等外敷腮部，亦是有效治法，可资应用。

二、加味葛根汤（房栋经验方）

（一）概述

1. 组成与用法

葛根 10～15g，麻黄 3～6g，桂枝 6～10g，甘草 5g，白芍 6～10g，大枣 10g，生姜 6g，黄芩 10g，板蓝根 15～25g，桔梗 9～12g，连翘 15～25g。

1 剂煎 2 次，服 1 天，分 3 次服；或少量多次，频频温服。

2. 方解

方以麻黄、桂枝、生姜、葛根，辛温辛凉并用，发散表热，透泄里热；黄芩、连翘、板蓝根清热解毒；桔梗、甘草宣肺利咽，甘草兼能调和诸药。

诸药合用，共奏发散表邪、清解表里邪热之功。临床可随证加味。

（二）各家经验举隅

1. 房栋

加味葛根汤： 方药组成见上。

服用方法： 上方加水 400 ～ 450mL，煎至 100 ～ 150mL，一次顿服。嘱病人服药后多饮热水，助其微汗。症状轻者，每日 1 剂；重者，可每日 2 剂，早晚各 1 剂服用。

付某，女，6 岁。患儿于 1986 年 4 月 17 日晨起发热头痛，全身酸痛。当时家长给服"感冒冲剂""麦迪霉素"等药物，午后症状加重，出现高热气促、面红心烦、双侧腮部肿大如桃核、局部灼热疼痛。检查体温 38.9℃，舌质淡红，苔薄黄，脉滑数。诊断为流行性腮腺炎，投加味葛根汤治疗。

葛根 15g，麻黄 3g，桂枝、甘草各 5g，白芍 6g，生姜 3 片，大枣 5 枚，黄芩 10g，桔梗 9g，板蓝根 15g，连翘 12g。

每日 1 剂，翌日复诊，体温降至 36.7℃，两腮肿胀基本消失。唯感轻度口渴，再予上方加芦根 9g，2 剂善后。

我们临床体会到，应用辛温发汗类药物治疗腮腺炎，具有退热迅速、疗程短、疗效确切等优点。[房栋.加味葛根汤治疗流行性腮腺炎.四川中医，1987（4）：20]

2. 潘祥根

一般资料： 男 30 例，女 22 例，年龄 4 ～ 49 岁。其中 4 岁

2例，5～12岁 42例，13岁以上8例。两侧腮腺肿大22例，

一侧肿大30例。伴颌下腺肿大18例次，恶心9例次，睾丸肿

痛2例次。

治疗方法： 均用潘生丁3～4mg/（kg·d），分2～3次口

服，并口服加味葛根汤。

方剂组成： 葛根10～15g，麻黄2～5g，桂枝5～10g，

白芍5～10g，大枣7枚，生姜3片，黄芩6～10g，板蓝根

15～20g，桔梗10～15g，连翘10～15g。

水煎顿服，每天1剂，重症早晚各1剂。

结果： 腮腺消肿72小时内49例，72小时以上3例，大多

数在服药后36～56小时消肿。服药后体温不再升高，疼痛渐

减，睾丸肿痛在服药后72～96小时得到控制。

讨论： 加味葛根汤，以葛根、麻黄辛散表邪，黄芩、板蓝

根、连翘清热解毒，桔梗载药上浮，直达病所，故而取效，且

长于减轻症状。潘生丁能诱生干扰素，增加机体对病毒的免

疫功能。［潘祥根 . 潘生丁与加味葛根汤治疗流行性腮腺炎52

例 . 苏州大学学报（医学版），2003，23（5）：586］

（三）笔者解读

1. 辛温解表法（药）解

流行性腮腺炎虽属温病，但不忌辛温解表法（药），在辛

凉、苦寒的基础上伍用辛温解表法（药），既能发散风邪、调畅

卫气，有助于发散表热，又能透泄里热。

2. 加味葛根汤解

（1）此方即是辛凉、苦寒合以辛温解表法（药），有发散表邪、清解表里邪热之功，遂有"退热迅速、疗程短、疗效确切等优点"。

（2）以上两个报道中，加味葛根汤的煎服法均是"水煎顿服"。根据笔者临证体会，还是水煎 2 次，分 3 次服；或少量多次，频频温服为宜。

三、普济消毒饮（《东垣试效方》）

（一）概述

1. 组成与用法

黄芩 10g，黄连 5g，陈皮 5g，甘草 5g，玄参 10g，柴胡 10 ～ 15g，桔梗 10g，连翘 10 ～ 15g，板蓝根 20g，马勃 5g，牛蒡子 10g，薄荷 5g，僵蚕 10g，升麻 5 ～ 10g。

1 剂煎 2 次，服 1 天，分 3 次服；或少量多次，频频温服。

2. 方解

方以柴胡、牛蒡子、薄荷、僵蚕、升麻疏散风热，透泄里热；黄芩、黄连、玄参、连翘、板蓝根合升麻清热解毒；桔梗、甘草宣肺利咽，甘草兼能调和诸药；陈皮理气和胃。

诸药合用，共奏疏散风热、清解表里热毒之功。临床可随证加减。

（二）各家经验举隅

1. 韩兴成

药物组成： 以普济消毒饮去升麻加大青叶：黄芩、黄连、连翘、牛蒡子、柴胡、桔梗各 10g，板蓝根 20g，大青叶 15g，玄参、薄荷、陈皮、僵蚕、马勃、甘草各 5g，药物剂量根据年龄增减。水煎服，每日 1 剂，分 3 次口服。60 例均未经西医治疗。

治疗结果： 38 例服 3 剂后症状消失，22 例服 6 剂后症状消失，治愈率 100%。

典型病例： 章某，男，11 岁。双侧腮腺肿大 2 天，压痛明显，体温 37.8℃。方药：黄芩、黄连、连翘、桔梗、柴胡、牛蒡子各 10g，板蓝根 20g，大青叶 15g，玄参、薄荷、陈皮、僵蚕、马勃、甘草各 5g，水煎服，每日 1 剂。服 3 剂后复诊，患儿双侧腮腺肿大全部消退，无其他不适之症。

讨论： 升麻虽有清热之效，但其性上升，用之不妥，故去之；加大青叶以增强清热解毒之力。[韩兴成.普济消毒饮治疗流行性腮腺炎 60 例.陕西中医，2003，24（3）：251]

2. 普永祥

普济消毒饮加减方：黄芩 10g，川黄连 6g，玄参 15g，连翘 15g，马勃 10g，牛蒡子 15g，僵蚕 10g，薄荷 10g，桔梗 9g，升麻 10g，柴胡 15g，生甘草 5g，重楼 10g。高热惊厥者，加钩藤 15g，寒水石 20g，蝉蜕 15g；便秘尿赤者，加生大黄 5g，栀子 10g。开水煎服，每天 1 剂，每剂服用 3 ～ 4 次，每次 100 ～ 250mL。

同时配合服用阿昔洛韦，每次 50mg，每日 3 次。维生素 C，每次 0.1g，每天 3 次。中西药隔开 2 小时服用。

治疗结果： 40 例患者均在接受诊治后的 2 ～ 3 天治愈，而且治愈率达 100%，比单纯应用中药或西药治疗，明显提高了治愈率和缩短了疗程。

病案举例： 马某，男，5 岁 4 个月。2 天前腮腺部红肿伴有恶寒，发热，咽喉疼痛，头痛，咽干，口渴引饮，在村医疗点治疗未效，遂来就诊。见患儿左侧腮腺部红肿热痛，扪之灼手，体温 39.6℃。自诉左半侧头痛严重，咽喉疼痛，口渴思冷饮，烦躁不安，见左侧扁桃体 II 度肿大，舌红苔黄，脉浮数有力。诊断为急性腮腺炎，拟疏风透表、清热败毒，方用普济消毒饮加减，配合抗病毒西药阿昔洛韦、维生素 C 等治疗。

黄芩 15g，黄连 6g，连翘 15g，马勃 10g，玄参 15g，大青叶 12g，牛蒡子 15g，僵蚕 10g，升麻 12g，柴胡 15g，重楼 10g，桔梗 10g，生甘草 5g，开水煎服，1 日 1 剂，每剂煎煮 4 次服用，连服 2 日。同时加服阿昔洛韦，每日 3 次，每次 50mg；维生素 C，每日 3 次，每次 0.1g。与中药隔开 2 小时服用。

两天后复诊，腮腺红肿疼痛消失，其余一切症状、体征消失，体温 36.3℃，治愈未再用药。

讨论：西药阿昔洛韦为广谱抗病毒药，其作用机理是抑制感染细胞中病毒的 DNA 合成。[普永祥.普济消毒饮加减治疗急性流行性腮腺炎 40 例.云南中医学院学报，2003，26（3）：47]

（三）笔者解读

1. 普济消毒饮有疏散风热、清解表里热毒之功，向为流行性腮腺炎效方，上述 2 个报道即为其例。

2. 第 1 个报道中加大青叶尚可，但不必去升麻，因为升麻既能疏散风热，又能清热解毒，即使"其性上升"，亦有利于疏散风热，清解表里热毒。

3. 第 2 个报道中提到"配合抗病毒西药阿昔洛韦""40 例患者均在接受诊治后的 2～3 天治愈"，似有增效作用，可资借鉴。

四、仙方活命饮（《校注妇人良方》）

（一）概述

1. 组成与用法

白芷 6～10g，浙贝母 6g，防风 6～10g，赤芍 10g，当归尾 10g，甘草 6g，皂角刺 6g，穿山甲 6g，天花粉 10g，金银花 10～15g，陈皮 6g，乳香、没药各 3g。亦可去乳香、没药；加连翘 15g，板蓝根 20g。

1剂煎2次，服1天，分3次服；或少量多次，频频温服。

2. 方解

方以金银花、天花粉、连翘、板蓝根、甘草清热解毒；白芷、防风发散表热，透泄里热；皂角刺、穿山甲、浙贝母消肿溃坚；赤芍、当归尾活血止痛，甘草兼以调和诸药。

诸药合用，共奏清解热毒、清泄邪热、活血消肿之功。临床可随证加减。

（二）各家经验举隅

1. 安文

仙方活命饮加减方： 金银花10～15g，川贝母6～9g，白芷6～9g，连翘6～15g，防风6～9g，赤芍6～9g，当归3～6g，炒皂角刺3g，炙穿山甲3g，天花粉6～9g，陈皮6～9g，甘草3g，板蓝根10～15g。水煎服，每日1剂。

发热加石膏，呕吐加竹茹，舌苔厚腻加茯苓、莱菔子，便秘加生大黄、枳实。同时外敷仙人掌，用法：将仙人掌连皮捣烂成泥，加入鸡蛋清调成糊状，敷在肿大腮腺局部，先用塑料薄膜覆盖以减少水分挥发，再盖一层纱布用胶布固定，每日或隔日换1次，并嘱患儿注意休息，多饮水，少进酸甜食物，注意口腔卫生。

结果： 本组31例，3～5天治愈者24例，占77%；1周治愈者7例，占23%。治愈率100%。

讨论： 原方中乳香、没药味怪难闻，儿童不宜接受，故不用，加连翘、板蓝根以增清热解毒散结之力，并外敷鸡蛋清合仙人掌以清热解毒、消肿止痛。[安文.仙方活命饮并外敷仙人掌治疗流行性腮腺炎 31 例报告.山东医药，2000，40（14）：65]

2. 刘洪珍

治疗方法：仙方活命饮加减（金银花 15g，防风 8g，白芷 6g，当归尾 9g，赤芍 9g，乳香 8g，没药 8g，浙贝母 9g，桔梗 12g，天花粉 12g，皂角刺 8g，陈皮 6g，甘草 3g，炙山甲 6g。儿童用量酌减），水煎服，日 1 剂，分 2 次服。紫金锭醋调成糊状，每日 2 次敷于患处。

治疗结果：治疗 5 天后，痊愈 50 例，显效 4 例。

讨论：肿块不大者，可去穿山甲、皂角刺；痛不甚者，去乳香、没药；扁桃体肿大，可加僵蚕、玄参；肿痛甚者，可加夏枯草、丝瓜络。方中乳香、没药味辛苦，小儿不易接受，可改用丹参。[刘洪珍.仙方活命饮与紫金锭内外合治流行性腮腺炎临床对照研究.中国现代医药杂志，2007，9（6）：90]

（三）笔者解读

1. 仙方活命饮解

此方长于消肿溃坚、活血止痛，兼能清解热毒、清泄邪热，用治流行性腮腺炎，遂能获佳效。

2. 乳香、没药解

安氏言："乳香、没药味怪难闻，儿童不宜接受，故不用，加连翘、板蓝根以增清热解毒散结之力。"符合临床实际，可资借鉴。

五、疹腮灵验方（钟秀玉经验方）

（一）概述

1. 组成与用法

柴胡 10g，黄芩 10g，法半夏 6g，海藻 10g，昆布 10g，板蓝根 12 ～ 18g，金银花 12 ～ 18g，连翘 10g，夏枯草 10g，瓦楞粉 10g。

1 剂煎 2 次，服 1 天，分 3 次服；或少量多次，频频温服。

2. 方解

方以金银花、连翘、黄芩、板蓝根清热解毒；柴胡、夏枯草发散风热，透泄里热；海藻、昆布、瓦楞子合夏枯草软坚散结消肿。

诸药合用，共奏清解热毒、清泄邪热、散结消肿之功。

（二）各家经验举隅

钟秀玉

疹腮是感受温毒病邪，肠胃积热与肝胆郁火壅于少阳经络所致。笔者治疗数十例皆显效，兹介绍 1 例。

刘姓男孩，9 岁。感冒，寒热往来，欲呕不得，两侧腮腺肿大，疼痛拒按，食欲不振，苔薄白，脉数。诊为疹腮。治则：祛风清热解毒，软坚消肿。

处方：柴胡9g，黄芩9g，法半夏6g，海藻9g，昆布9g，板蓝根12g，金银花12g，连翘9g，夏枯草10g，瓦楞粉9g。2剂。

患儿仅服上方1剂而愈。一般患儿1剂可愈，成人宜适当加大剂量。[刘尚义.南方医话.北京：北京科学技术出版社，2015]

（三）笔者解读

钟氏习用上方治疗痄腮，但未定方名，笔者代拟为"痄腮灵验方"。此方既能清解热毒、清泄邪热，又能软坚散结消肿，"一般患儿1剂可愈"，疗效显著，可供临床参考应用。

【小结】

1. 流行性腮腺炎高效普适五方特点

（1）小柴胡汤加生石膏有扶助正气之功，颇宜于体弱或正虚者。

（2）加味葛根汤辛凉、苦寒与辛温并用，普适性较强，凡流行性腮腺炎者概可选用。

（3）普济消毒饮长于疏散风热，清解表里热毒，颇宜于热毒壅盛者。

（4）仙方活命饮长于消肿溃坚，活血止痛，颇宜于腮腺肿痛较甚者。

（5）痄腮灵验方既能清解热毒、清泄邪热，又能软坚散结消肿，普适性较强，凡流行性腮腺炎者概可选用。

2. 注意事项

病情严重及伴有严重并发症者，须配合西医治疗。

头　痛

头痛是临床常见的症状之一。本节所论述的头痛，是指外感或内伤杂病以头痛为主症者，传统多分型辨治。

笔者以为，下述几方治疗头痛，既有高效性，又有较强的普适性。

一、吴茱萸汤（《伤寒论》）

（一）概述

1. 组成与用法

吴茱萸 10 ～ 20g，生姜 20 ～ 30g，党参 20g，大枣 20g。

1 剂煎 2 次，服 1 天，分 3 次服。

2. 方解

方以吴茱萸大辛大热，温通气血，有里寒则兼以温里祛寒；生姜辛温，达表入里，祛除风邪寒邪，温通表里气血；党参、大枣甘温，补气健脾，兼调吴茱萸雄烈之劣味。

诸药合用，共奏扶助正气、祛除风邪寒邪、温通表里气血之功。临床可径用原方，或随证加味。

（二）各家经验举隅

1. 赵文举

治疗方法：吴茱萸汤加肉桂、当归、川芎、半夏、藁本，或加全蝎、蜈蚣。

治疗结果：13 例厥阴头痛全部临床治愈。服药最多者 12 剂，最少者 2 剂。愈后经半年以上随访，均无复发。

程某，女，42 岁。初诊：1979 年 12 月 31 日。患者头顶剧痛，伴有呕吐，已有 15 天。发作时全身畏寒，手脚发凉，胸胁痞满，干呕，吐涎沫或清水，不能进食饮水，脉沉细。诊断：厥阴头痛（神经性头痛）。

处方：吴茱萸 9g，人参 9g，干姜 6g，大枣 4 枚，当归 9g，川芎 9g，肉桂 3g，半夏 9g，藁本 3g，2 剂。

水煎 3 服。上方连服 2 剂，头痛消失，半年后随访，未复发。

体会：笔者加肉桂助吴茱萸温肾暖肝；归芎助姜枣补营卫；半夏降逆祛浊；藁本引药至颠顶；全蝎、蜈蚣虫蚁搜剔瘀浊，平肝息风止痉。［赵文举．吴茱萸汤加味治疗厥阴头痛．上海中医药杂志，1982（6）：33］

2. 余国俊

我用吴茱萸汤原方治顽固性头痛，已经 30 余年，治验多多，都是用原方，4 味药不加不减：吴茱萸、生姜各 15g，党参、大枣各 30g。近 10 年来剂量稍有调整，吴茱萸加到 20g，生姜加到 30g，党参、大枣各减到 20g。

问：吴茱萸汤可以治疗哪些头痛？

吴奇教授答：偏头痛，如神经性头痛、血管性头痛等。

余国俊答：只要不是真热，一切头痛都可用，都能治愈，但脑瘤除外。[余国俊.余国俊中医师承讲记.北京：中国中医药出版社，2019]

（三）笔者解读

1. 临证体悟

（1）余氏言："只要不是真热，一切头痛都可用，都能治愈。"为验证其说，笔者遇几例头痛，均无"干呕，吐涎沫"，也不是颠顶头痛，也无虚寒及浊阴上逆之象，都没有明显热证表现，只是头痛较剧，头发都摸不得，一摸更痛，严重影响睡眠，部位或偏左，或偏右，笔者既不过于辨证，也不遵"方证对应"，而径用吴茱萸汤原方：吴茱萸 15 ～ 18g，生姜 30g，党参 20g，大枣 20g。结果都是一二剂即获显效，续服二三剂即愈。余氏之说确为临床所得。

（2）笔者多次服过吴茱萸剂，气味雄烈，味劣难喝，若配味甘之党参、大枣，可略减其劣味。

2. 吴茱萸汤解

（1）此方为厥阴头痛效方，临床可酌情加味，第 1 个报道即为其例。

（2）此方治头痛，若方证对应，则通过扶助正气，祛除里寒，温通气血以奏功；若方证不对应，则通过祛除风邪，温通表里气血以获效。故头痛"只要不是真热",不是"脑瘤",概可选用,无须加减,这就是吴茱萸汤治疗头痛的机理所在。

二、散偏汤(《辨证录》)

(一)概述

1. 组成与用法

川芎 30 ～ 50g,白芍 20g,白芷 10 ～ 15g,白芥子 5g,柴胡 10g,香附 10g,郁李仁 10g,甘草 5g。

1 剂煎 2 次,服 1 天,分 3 次服。

2. 方解

方以川芎活血、祛风、行气、止痛;白芷、柴胡疏风止痛;白芍、甘草缓急止痛;香附、白芥子合柴胡行气,白芥子兼能祛痰以助祛瘀;郁李仁通便利水,以助祛瘀。

诸药合用,共奏活血行气、祛风止痛之功。临床可径用原方,或随证加味。

(二)各家经验举隅

1. 江苏新医学院第二附属医院中医科

散偏汤组成:川芎 30g,白芷 2g,白芍 15g,白芥子 9g,香附 6g,柴胡、郁李仁、甘草各 3g。一日 1 剂,水煎 2 次,温服。

治疗效果:本组 24 例,一般都在服药 2 ～ 5 剂后头痛减轻。短则 1～2 剂，多则 7～8 剂，都能达到缓痛、止痛的效果。

如一青年女工，左侧偏头痛近半年，发作频繁，每发 10 多天，各种疗法未见效果，来门诊时抱头呼痛，情绪很差，但用"散偏汤"仅 2 剂，即头痛若失。2 个月后，由于情绪激动，偏头痛又作，再服"散偏汤"，头痛即止，迄今未再发。

讨论与体会：一女患者，患左侧偏头痛已 4 个月，服"散偏汤"用川芎 15g，痛虽减而不止；后将川芎加至 30g，偏头痛迅即消失。说明"散偏汤"一方的构成是通过临床实践，有其独到之处，应用时似以原方所载之量为宜。[江苏新医学院第二附属医院中医科.验方"散偏汤"治疗偏头痛.新医药学杂志，1976（4）：29]

2. 何绍奇

张某，男，20 余岁，工人。患偏头痛数年，二三个月辄一发，发则疼痛难忍，必以头频频用力触墙，始可稍缓。数年间遍尝中西药不效。刻下正值发作，患者不断以拳击其头，坐立不安，呻吟不已，汗下涔涔，脉沉伏，舌质正常，苔薄白，余无异常。乃用《辨证录》之散偏汤出入。

川芎 15g，柴胡 10g，赤芍 12g，香附 6g，白芥子 6g，郁李仁 10g，荆芥、防风各 10g，白芷 6g，甘草 3g。3 帖，一日 1 帖。

原方川芎用一两（30g），嫌其过重，故减其半。数日后邂逅于途，彼欣喜见告云："当天服一煎后，其痛更剧，几不欲生，一气之下，乃将三帖药合为一罐煎之，连服2次，不意其痛若失，目前已无任何不适。"

川芎一帖用至45g之多，得效又如此之捷，实阅历所未及者。我之用大剂量川芎治偏头痛，即自此案始。[何绍奇.读书析疑与临证得失.北京：人民卫生出版社，2017]

（三）笔者解读

1. 临证体悟

偏头痛方虽组方驳杂，但只要重用川芎（30～50g），即使径用原方，也多有高效。笔者用此方，多不加减，除川芎外，其他药用常量，也每有佳效。

2. 可适当加味

偏头痛方亦可适当加味，如王幸福医师说："临床无论治疗血管性头痛，还是神经性头痛，都要注意灵活加减。如气虚，加黄芪；血虚血瘀，加丹参；痛久不愈，加虫类药以搜风解痉，如蜈蚣、全蝎等。"[王幸福.杏林薪传：一位中医师的不传之秘.北京：中国科学技术出版社，2018]可资借鉴。

三、川芎茶调散（《太平惠民和剂局方》）

（一）概述

1. 组成与用法

川芎20g，荆芥12g，防风12g，细辛6g，白芷12g，薄荷

10g，甘草 10g，羌活 12g。

笔者临床恒加菊花 12g，僵蚕 12g。1 剂煎 2 次，服 1 天，分 3 次服。

2. 方解

方以川芎、荆芥、防风、细辛、白芷、羌活祛除风邪，疏通表浅气血，若有表寒则兼祛表寒；薄荷、菊花、僵蚕祛除风邪，疏通表浅气血；甘草调和诸药。

诸药合用，共奏祛除风邪寒邪、疏通表浅气血之功。临床可随证加减。

（二）各家经验举隅

1. 马会朴

药物组成与用法：川芎 15g，荆芥 10g，防风 9g，细辛 3g，薄荷 9g，白芷 10g，炙甘草 6g，羌活 9g。

随证加减：肝肾阴虚者，选加玄参、知母、山萸肉；肝阳上亢者，加僵蚕、菊花；肝气瘀滞者，加钩藤、青皮；兼痰浊上犯者，加白芥子、半夏、天麻；兼瘀血者，加当归、红花。

煎服法：水煎 2 次，清茶水送服。

治疗结果：55 例中，临床治愈 33 例，占 60%；有效 19 例，占 34.5%；无效 3 例，占 5.5%。总有效率 94.5%。

典型病例：患者，女，40 岁。1998 年 5 月 12 日初诊。

发作性头部疼痛半年，尤以右颞部为甚，疼痛呈跳动性胀痛，情绪不佳时症状加重，伴胸闷、易怒、心烦等症状。查体：神经系统检查（－），舌质偏红，舌苔薄白少津，脉细弦。证属肝经风热，上扰清窍。治宜清风、平肝、散热。予以川芎茶调散原方加玄参 12g，钩藤 20g（后下），连服 5 剂。

5 月 16 日二诊：头痛明显减轻，其余诸症亦减；继服 5 剂，诸症消失。为巩固疗效，上方去荆芥、防风、细辛；加僵蚕 6g，当归 6g。服用 5 剂而告愈，至今病情未复发。［马会朴.川芎茶调散加味治疗头痛 55 例.现代中西医结合杂志，2001，10（13）：1234］

2. 赵洁萍

川芎茶调散基本方：川芎 20g，白芷、羌活各 12g，细辛 3g，薄荷 15g，荆芥、防风、甘草各 6g，清茶 9g，蜈蚣 2 条。水煎服，日 1 剂，早晚分服。

痰浊上扰，加半夏、陈皮、白术、天麻、茯苓；瘀阻脑络，加桃仁、红花、当归、赤芍；气血亏虚，加熟地黄、当归、白芍、黄芪、党参；肝肾阴虚，加熟地黄、山茱萸、杜仲、枸杞子、黄柏。10 天为 1 个疗程，连服 2 个疗程，停药观察 2 个月。

治疗结果：川芎茶调散加味治疗内伤头痛能取得较好疗效。实证（痰浊上扰型与瘀阻脑络型）与虚证（气血亏虚型和肝肾阴虚型）比较，实证总有效率为 94.74%，虚证总有效率为 82.76%，经统计学处理（$P > 0.05$），差异无显著意义。

讨论：本组患者病程较长，久病入络，故加蜈蚣通络止痛。本方毕竟温燥升散，故气虚多汗、肝阳上亢、阴虚火旺甚者应慎重使用。[赵洁萍.川芎茶调散加味治疗内伤头痛86例.河南中医药学刊，2000，15（5）：52]

（三）笔者解读

1. 临证体悟

川芎茶调散（除甘草）悉由风药组成，为外感头痛效方。笔者恒加菊花、僵蚕，而不用清茶，再随证加味以治外感头痛。只要不是很顽固的头痛，大多两三剂即有明显效果，续服数剂可愈。还常用此方治内伤头痛，效果亦好。曾广访同道，他们都说曾用川芎茶调散加减治疗过内伤头痛，且效果不错，说明川芎茶调散加减也可以用于内伤头痛，第2个报道亦为其例。

2. 川芎茶调散何以可用治内伤头痛

（1）"伤于风者，上先受之。"（《素问·太阴阳明论》）"颠顶之上，唯风药可到也。"（《医方集解》）而头位最高，故内伤头痛无论虚实，皆有风邪作祟，均需用风药祛除风邪。

（2）内伤头痛的病位主要在里，以疼痛（头痛）为主症，自然存在气血不通。由于头位特殊，既可属表，亦可属里，头之表里关系极为密切，故内伤头痛无论虚实，其气血不通除有属里者外，还常可波及表，而致表浅气血不通，颇能疏通表浅气血的川芎茶调散遂可用之。

总之，内伤头痛无论虚实，均存在风邪为祟，表浅气血不通。川芎茶调散可通过祛除风邪、疏通表浅气血以治之，若加减得宜，亦能获佳效。

四、祛风散热方(《止园医话》)

(一) 概述

1. 组成与用法

连翘 12g，菊花 12g，桑叶 12g，夏枯草 12g，白茅根 12g，黄芩 10g，薄荷 6g，藁本 6g，白芷 6g，苦丁茶 3g，荷叶边半张。

1 剂煎 2 次，服 1 天，分 3 次服。

2. 方解

方以菊花、桑叶、薄荷、苦丁茶疏散风热，疏通表浅气血；连翘、黄芩、夏枯草、荷叶边、白茅根清解热邪；藁本、白芷祛除风邪，疏通表浅气血。

诸药合用，共奏疏风清热、疏通表浅气血之功。临床可随证加减。

(二) 各家经验举隅

1. 岳美中

小女沛芬，每一感冒，即出现剧烈头痛，面红发热，虽服些止痛或发散性的中西药物，均不过暂时缓解，不能根除，颇为苦恼。偶阅罗止园的《止园医话》，见载其自制一方。

连翘 9g，菊花 9g，霜桑叶 9g，黄芩 9g，苏薄荷 3g，苦丁茶 6g，夏枯草 12g，藁本 3g，白芷 3g，荷叶边半张，鲜茅根 12g。云："治偏头痛极灵，屡试屡验也。"

我即录原方投之，果 1 剂痛减大半，3 剂痊愈，迄今 5 年未犯。因广为传播，据探询各用治正偏头疼，亦获捷效。若寒厥或痰厥之头痛，不可滥投。[中国中医研究院.岳美中医案集.北京：人民卫生出版社，2005]

2. 龚振祥

本法由净连翘、杭菊、夏枯草、鲜茅根各 12g，霜桑叶、黄芩各 10g，苏薄荷、藁本、白芷各 3g，苦丁茶 6g，荷叶边半张组成，水煎温服，每日 1 剂。

共治疗 96 例头痛。症均见面红目赤，头两侧或一侧胀痛，口干心烦，舌红，苔薄黄，脉浮数。

治疗结果：93 例痊愈，3 例显效。服药最短者 2 剂，最多 15 剂，平均 9 剂。

全方配伍严谨，用药精当，惟瘀血、痰厥、寒厥所致的头痛，则不为本方所适。[龚振祥.祛风清热法治疗头痛.浙江中医杂志，1988（10）：459]

（三）笔者解读

1. 案解

上述二案均为风热或热性头痛，存在风热为祟，表浅气血不通，予祛风散热方疏风清热、疏通表浅气血遂能奏功。

2. 临证体悟

（1）因风热或热性头痛亦不忌辛温，笔者用上方恒加川芎15g，似有增效作用。

（2）龚氏言："惟瘀血、痰厥、寒厥所致的头痛，则不为本方所适。"可资遵守。

【小结】

1. 头痛高效普适四方特点

（1）吴茱萸汤大辛大热，主要适用于非热证型头痛。若伴明显热证表现，则当忌用。

（2）偏头痛方组方驳杂，普适性较强。凡头痛者概可选用，或径用原方，或随证加减。

（3）川芎茶调散集聚风药，普适性较强，随证加减可用治各型头痛。

（4）祛风散热方疏风清热作用较强，主要适用于兼有热象的热性头痛者。

2. 注意事项

（1）本节所述之头痛，不包括发热性、器质性以及明确病因如鼻窦炎、高血压、外伤、颅内感染所致的头痛。

（2）病情严重者，需配合西医治疗。

眩　晕

眩晕是目眩与头晕的总称。目眩即眼花或眼前发黑，视物模糊；头晕即感觉自身或外界景物旋转，站立不稳。两者常并见，故统称为"眩晕"。眩晕多属肝的病变，可由风、火、痰、虚等多种原因引起，传统多分型辨治。

笔者以为，下述几方治疗眩晕，既有高效性，又有较强的普适性。

一、靖眩汤（江尔逊经验方）

（一）概述

1. 组成与用法

柴胡 10g，黄芩 6～10g，法半夏 10g，党参 12～15g，甘草 3～5g，大枣 10～12g，生姜 6～10g，陈皮 10g，茯苓 15g，白术 10～15g，泽泻 10～15g，天麻 10g（轧细吞服），钩藤 12g，菊花 10g。

1 剂煎 2 次，服 1～2 天，1 天服 3 次。

2. 方解

方以党参、甘草、大枣、茯苓、白术补气健脾；陈皮、法半夏、生姜燥湿化痰，降逆和胃；泽泻合白术、茯苓利水涤饮；柴胡、黄芩、菊花、钩藤、天麻清火息风。

诸药合用，共奏健脾利湿、化痰涤饮、清火息风之功。

（二）各家经验举隅

1. 余国俊

靖眩汤方：组成见上。

方证浅识：靖眩汤由江尔逊先生创制，系小柴胡汤、二陈汤、泽泻汤合方，加天麻、钩藤、菊花。其中小柴胡汤旋转少阳枢机，透达郁火，升清降浊；二陈汤化痰降逆；泽泻汤涤饮利水；加天麻、钩藤、菊花者，柔肝以息风也。如此标本同治，准确针对眩晕的基本病机——风火痰虚综合为患，故而经得起临床重复验证。

治验举隅：徐某，女，28岁。1986年2月17日诊。8岁不慎落水，着凉受惊，卧病月余，体质渐差。11岁即患眩晕，发病时头晕目眩、耳鸣呕恶，每年发作五六次。迁延至20岁，一游医令其服铅粉18g（一日吞服6g）治疗眩晕，导致急性铅中毒。经华西医科大学附院排铅治疗4个月，铅中毒主要症状消失，但眩晕明显加重。中医曾用过平肝潜阳、息风止痉、滋养肝肾、健脾化痰、虫类搜剔通络等法，服药达百剂，均无显效。患者舌红，苔薄白，脉沉细。试投本方加味。即柴胡10g，黄芩 6g，法半夏 10g，党参 15g，茯苓 12g，陈皮 10g，甘草 3g，白术 10g，泽泻 30g，钩藤 12g（后下），菊花 10g，天麻 10g（轧细吞服），生姜 10g，白芍 12g，生牡蛎 30g。

服 3 剂，头晕目眩、眼球胀痛、干呕、心烦等症明显减轻。守服 25 剂，诸症基本消失。曾随访 2 年，唯诉情怀不畅时感觉头晕，或轻微眩晕，而照服本方二三剂，便可息止。

补记：患者近年曾因咳嗽来诊，言 20 余年来眩晕从未大发作。

用方注意： ①这是一首千锤百炼之方，善用者，一剂知，二剂已，迅速平息眩晕。我师从江老，学用此方 30 余年，用此方治眩晕不知凡几，尚未遇到过完全无效的病例。②这个方的适应范围广，真性眩晕用，假性眩晕也可以用，耳源性眩晕、脑性眩晕、颈性眩晕、高血压眩晕都可以用。凡有眩晕来诊者，只要你用上这个方，你就等于吃了一颗定心丸。[余国俊.余国俊中医师承讲记.北京：中国中医药出版社，2019]

2. 李强

"柴陈泽泻汤"又名靖眩汤，本组 35 例都用原方。

柴胡 10g，黄芩 5g，茯苓 15g，制半夏 10g，生姜 10g，党参 15g，白术 10g，大枣 10g，泽泻 12g，陈皮 10g，天麻 12g，菊花 10g，钩藤 12g。每日 1 剂，水煎 500mL，分 3 次餐前空腹温服。首诊均开 1 剂，药后复诊。

结果： 35 例均在头剂服用后症状即有所改善。其中服用 1

剂即治愈者 9 例，2 剂治愈者 21 例，3 剂治愈者 4 例。1 例患者在 1 剂治疗后因发生事故导致脑震荡、头部挫裂伤而中断治疗。[李强.运用"柴陈泽泻汤"治疗痰湿中阻型眩晕临证举隅.中医临床研究，2019，11（18）：14]

（三）笔者解读

1. 靖眩汤解

此方有健脾利湿、化痰涤饮、清火息风之功，能兼顾眩晕之风火痰虚病机，遂为治疗眩晕之高效普适方。

2. 临证体悟

（1）笔者曾径用靖眩汤原方，治疗数例眩晕，嘱患者 1 剂煎 2 次，服 1 天。可家乡习俗，1 剂药都是煎 2 次，服 2 天，1 天服 3 次。这几个患者除天麻粉仍然是 1 日 10g 分 3 次吞服外，都是 1 剂药服 2 天，但一二剂均有明显效果，继服二三剂即愈。

（2）天麻以打粉吞服为宜，1 日 3 次，1 次 3～4g。

（3）此方除天麻外，余药皆平淡无奇，却有出奇之效，颇能代表中医药的神奇！

二、吴茱萸汤（《伤寒论》）

（一）概述

1. 组成与用法

吴茱萸 15g，大枣 15g，党参 25g，生姜 25g。

1剂煎2次，服1天，分3次服。

2. 方解

方以党参、大枣补气健脾；吴茱萸、生姜温散浊阴，降逆止呕。

四药合用，共奏补气健脾、温散浊阴、降逆止呕之功。临证可合泽泻汤或五苓散以利水涤饮，或酌情加味。

（二）各家经验举隅

1. 聂峰

余用吴茱萸汤加减治疗梅尼埃综合征6例，取得满意效果。

治疗方药： 吴茱萸10g，党参12g，生姜12g，大枣4枚。伴恶寒、四肢不温，加炮附子10g，桂枝10g；伴呕甚、多痰涎者，加代赭石15～30g，法半夏10～15g；气虚甚者，加黄芪30g。

典型病例： 李某，女性，40岁，工人。1987年12月14日初诊。患眩晕3年，每年年底即发作1次，每次发作均要住院治疗。既往选进温胆汤、半夏白术天麻汤、天麻丸等，疗效不显。经外院及本院门诊诊断为梅尼埃病。症见双目紧闭，不敢言动，蜷卧于床，自述如坐舟车，干呕频作，时吐痰涎；伴耳鸣，恶寒，四肢欠温。舌淡胖边有齿痕，苔白微腻，脉沉迟。拟吴茱萸汤加炮附子10g，法半夏12g。服2剂，诸症大减，再进2剂，呕吐、眩晕止，能正常活动。至今已8年未发。

体会：吴茱萸汤具有温肝暖胃、降逆止呕的功效，对梅尼埃病由厥阴寒气循经上逆所致者，用之悉效。［聂峰．吴茱萸汤治疗美尼尔氏病．江西中医药，1992，23（5）：8］

2. 黄仕沛

2012 年 12 月 14 日中午，一 93 岁老先生，3 天来眩晕不能起坐，呕吐，滴水不能进。曾往医院点滴西药，未有好转。老人侧卧，嘴旁放一塑料小盘，以盛呕吐之物，呕出为清水。神清，闭目不言。问他能否仰卧，他说可以，遂扶他仰卧。不一会儿却又引来一阵干呕。舌淡胖，苔白润，脉弦。即处泽泻汤合吴茱萸汤。

泽泻 90g，白术 30g，吴茱萸 6g，大枣 15g，党参 30g，生姜 30g。

嘱煎成小半碗，分 2 次服；复渣再煎，又分 2 次服。每隔 1 小时服 1 次。

老先生自服第 1 次药后，未有再呕吐，眩晕亦减。嘱再配 1 剂，如法煎服。

12 月 16 日下午，老人称仅头稍稍发麻且重，已能坐，步履不稳，继用苓桂术甘汤加泽泻以竟全功。

沛按：此证眩晕重且急，应以单捷之剂取效。泽泻汤仅两味，原方重用泽泻五两，确能缓眩于顷刻，与后世祛痰息风之半夏白术天麻汤不可同日而语也。［黄仕沛．黄仕沛经方亦步亦趋录（续）．北京：中国中医药出版社，2017］

（三）笔者解读

1. 吴茱萸汤解

此方除能温中补虚、降逆止呕外，还能温散浊阴，因为方中吴茱萸、生姜颇具温热宣散之性。而水饮既属浊阴范畴，又是眩晕的重要病因之一，吴茱萸汤遂可通过温散浊阴、水饮以治之。

2. 治眩晕必先利水

日本汉方界提倡"治眩晕必先利水"，而吴茱萸汤短于利水，临证时可酌合泽泻汤或五苓散以利水涤饮。其实，泽泻汤亦是治眩名方。

3. 泽泻解

泽泻是治疗眩晕的重要药物，常可重用。如黄仕沛先生说："我早年在临床上都是用45～60g，后来发现治眩晕用这个药（量）有效，但不见得十分理想，所以我就慢慢加大用量，最后我用到了120g，效果非常好，对大多严重的眩晕效果都非常好，一两副药下去眩晕就好了。有时候长期用也不见有什么副作用。""凡是头晕，我都用泽泻，可以把它看作是'缓眩'的一个专药。"［潘林平.黄仕沛经方师传录.北京：中国中医药出版社，2021］可资借鉴。

三、真武汤(《伤寒论》)

(一) 概述

1. 组成与用法

茯苓 25g，白芍 15g，白术 25g，生姜 25g，制附子 15～25g（先煎）。

1 剂煎 2 次，服 1 天，分 3 次服。

2. 方解

方以制附子、生姜、白术、茯苓温阳健脾利水；白芍除能利小便外，兼能敛阴、柔肝、缓急。

诸药合用，共奏温阳健脾、利水涤饮之功。临床可合用当归芍药散，或随证加味。

(二) 各家经验举隅

1. 姚天源

治疗方法：真武汤加味，每日 1 剂。若口苦、咽干、溲黄、苔薄黄者，加肥知母 10g，泽泻 10g。

疗效分析：41 例梅尼埃病中，治愈 35 例，好转 6 例；2 天内治愈 18 例，4 天内治愈 13 例，6 天内治愈 4 例，好转 6 例。

病案举例：患者叶某，女性，年龄 64 岁，眩晕、耳鸣一周，诊于 1980 年 4 月 21 日。患者眩晕如乘舟车，恶心、自汗，闭目卧床不起，稍动眩晕益甚，双耳自感有潮水响声，听力减退，伴身眴动，心悸，纳少，口淡，双胫如浸冷水，脸色苍白，苔白润，脉缓，右尺弱，寸关浮大无力。证属肾阳虚衰，膀胱气化无权，水气上浮，蒙蔽清窍，清阳不升。中医诊为眩晕（水气上冲），西医诊断为梅尼埃病。拟以温肾利水法，真武汤加味。

附子8g，白术10g，茯苓12g，生姜10g，白芍6g，细辛3g，桂枝5g，五味子6g，川芎8g。1剂煎服。

4月22日复诊：投药后，眩晕稍减，耳鸣渐平，但感耳边尚有蝉鸣，听力稍增，口和，肉瞤、自汗已除，但仍双足胫冰冷，苔脉如故。守原法原方，再进2剂，日服1剂。

4月24日诊：眩晕、耳鸣、重听诸恙悉除，仅感乏力、倦怠、纳少，乃以归脾汤加味以调其后。

讨论：在41例梅尼埃病的临床观察中，发现大部分系肾阳虚，膀胱气化无权，水气上冲，清阳不升而产生。[姚天源.真武汤治疗41例内耳眩晕症.福建中医药，1981（5）：20]

2. 黄泽贵

我县地处江南，地多卑湿，水、饮所致眩晕尤多，轻症一般温阳行水即可解除，重者往往久治不效，本人以真武汤加减，多获效验。

黄姓，女，50岁。1978年就诊。自述患眩晕20年，每于雨水或寒冷季节发病较重，而平素不发之时，也不能与人同坐一凳，否则，同坐之人一动，自己就如同荡舟，头脑有水荡摇晃感觉。本次发病已近一个月，终日不能睁眼，睁则天旋地转，呕吐清水，烦躁不堪，服中西药十数日不解。观其面色㿠白，微似浮肿，手足清冷，舌苔白滑，脉象沉细。证属脾肾阳虚，水气上泛，拟真武汤加吴茱萸、肉桂、泽泻，1剂服后，尿畅量多，眩晕随减，次日下床；4剂眩晕基本控制，再拟真武汤合理中汤温肾健脾，杜绝水饮再生再聚。1979年5月略有小发，再拟真武汤加味，4剂晕止。

体会： 本人根据水饮所在部位不同，多采用仲景诸方，如病上者用麻黄加术汤加减，在中者用苓桂术甘汤、泽泻汤、小半夏加茯苓散（汤）加减，脾肾阳虚重症用真武汤，多获效验。[黄泽贵.真武汤治疗重症眩晕.恩施医专学报，1995，12（1）：34]

（三）笔者解读

1. 真武汤解

泽泻汤能健脾利水，苓桂术甘汤能温阳利水，二方均是治疗水饮名方。而真武汤无论是健脾利水，还是温阳利水，均比泽泻汤、苓桂术甘汤为强，真武汤遂为治疗水饮眩晕高效方。

2. 临证体悟

（1）笔者曾治数例因输液过多而致之眩晕，径用真武汤原方，仅服第一次药即有明显效果，服第二次药即愈。

（2）用真武汤治疗其他水饮或寒饮眩晕，可合当归芍药散以活血利水，似有增效作用。

四、镇眩汤

(一)概述

1. 组成与用法

当归 25g，白芍 25g，川芎 15g，生地黄 25g，茯苓 30g，桂枝 15g，白术 30g，炙甘草 10g，龙骨 30g，牡蛎 30g。

1 剂煎 2 次，服 1～2 天，1 天服 3 次。

2. 方解

方以茯苓、白术、炙甘草、当归、白芍、生地黄补气补血；桂枝合茯苓、白术、炙甘草温阳健脾，利湿除饮；川芎合当归、生地黄活血，血行则瘀化痰祛风灭；龙骨、牡蛎潜阳息风。

诸药合用，共奏温阳健脾、补血活血、利湿除饮、潜阳息风之功。临床可随证加减。

(二)各家经验举隅

1. 陈宝田

治疗方法：镇眩汤每日 1 剂，早晚各煎服药汁 200～300mL，病愈即停服，一般连服 15 天为 1 个疗程，最多不超过 2 个疗程。

治疗结果：本组 300 例，治愈 105 例（35%），显效 114 例（38%），有效 75 例（26%），无效 3 例（1%）。

病案举例：陈某，女，37 岁，工人。1984 年 10 月 24 日初诊。患者诉眩晕病史 2 年，每隔 1～3 个月发作 1 次，伴呕吐、耳鸣、小便不利。此次发作于 10 月 23 日晚，突然感到周围墙壁在摇动，自觉有浮空感，立即卧床，继而呕吐、耳鸣，不能进食，来院就诊。检查：两眼呈水平震颤，面色苍白，舌质淡，脉弦缓。诊断为梅尼埃病，投镇眩汤加半夏。

川芎 10g，当归、白芍各 12g，生地黄 10g，茯苓 14g，白术、桂枝、甘草各 10g，生龙骨、生牡蛎各 30g，法半夏 10g。水煎服。

1 剂即效，眩晕减轻，呕吐消失；再服 2 剂，症状完全消失。又续服 2 剂善后，随访半年未复发。

讨论：此方对颈性眩晕、耳源性眩晕、神经源性眩晕、眼源性眩晕，疗效可靠，可提倡使用。[陈宝田 . 镇眩汤治疗眩晕证 300 例临床分析 . 辽宁中医杂志，1991（7）：20]

2. 舒鸿飞

镇眩汤药物组成：茯苓、白芍、当归各 12g，桂枝、白术、生地黄、川芎、炙甘草各 10g，生龙骨、生牡蛎（均另包先煎）各 30g。

功效主治：温化痰饮，健脾祛湿，活血补血，镇惊息风。主治各种眩晕。

验证举例：段某，女，34 岁。1995 年 3 月 4 日初诊。患者头晕目眩已 5 年，躺下或起坐或左右翻身时突发一过性眩晕，经内科诊为发作性位置性眩晕，但用药无效。舌淡红苔白滑，边有齿印，脉弦。遂拟上方加泽泻 30g。

3月10日复诊：患者诉服药5剂后，症状即减轻过半。守方再服5剂。后经随访，药尽病愈。

运用体会：这是余在临床中验证最多、疗效经得起重复的方剂，也是最常用、最喜用的方剂，凡是以头昏为主诉者，首选就是此方。

以余临床来看，本方疗效最好的眩晕依次为贫血、梅尼埃综合征、位置性眩晕、颈椎病、高血压病，同时这些病证也是本方最为恰当的适应证。不论何种原因所致眩晕均可加泽泻30g，与方中白术配伍成泽泻汤。[舒鸿飞.杏林40年临证手记.北京：人民卫生出版社，2013]

（三）笔者解读

1.镇眩汤治疗眩晕，出自日本汉方医学。娄绍昆先生言："镇眩汤，其实就是四物汤、桂枝甘草龙骨牡蛎汤和苓桂术甘汤的合方。日本汉方家把四物汤和苓桂术甘汤命名为'连珠饮'，再加生龙牡就是'镇眩汤'了。"[娄绍昆.中医人生.北京：中国中医药出版社，2017]而日本汉方文献，文风朴实，可信度大，治疗经验多可重复，该方又迭经国内医者验证，其治疗眩晕当有较佳效果，若运用得宜，高效可期。

2.舒氏言"不论何种原因所致眩晕均可加泽泻30g"，可资借鉴。

3.镇眩汤药性平和，标本兼顾，可用治多种眩晕，遂为眩晕之高效普适方。

【小结】

1. 眩晕高效普适四方特点

（1）靖眩汤兼顾眩晕之风火痰虚病机，普适性较强，凡眩晕者概可选用。

（2）吴茱萸汤颇具温热之性，主要适用于阳热见证不著的眩晕者。若阳热见证较著者，则当忌用。

（3）真武汤亦具有较强的温热之性，主要适用于阳热见证不著的眩晕者。若阳热见证较著者，则当忌用。

（4）镇眩汤标本兼顾，普适性较强，凡眩晕者概可选用。

2. 注意事项

病情严重者，需配合西医治疗。

颈椎病

颈椎病是由于颈椎间盘退化，导致上、下椎体骨赘增生，压迫神经根、脊髓或影响椎动脉供血，引起一系列临床症状。其症状与病变部位、组织受累程度及个体差异有一定关系，主要有颈背疼痛、上肢无力、手指发麻、下肢乏力、行走困难、头晕、恶心、呕吐，甚至视物模糊、心动过速及吞咽困难等。此病属中医"痉病""痹证""痿证""头痛""眩晕"等范畴，传统多分型辨治。

笔者以为，下述几方治疗颈椎病，既有高效性，又有较强的普适性。

一、白芍木瓜汤（王之术经验方）

（一）概述

1. 组成与用法

白芍 45 ～ 60g，木瓜 15g，鸡血藤 15g，威灵仙 15g，甘草 12g。颈椎：加葛根 20g；胸椎：加狗脊 15g；腰椎：加杜仲 15g，怀牛膝 15 ～ 30g（亦适用于膝关节以下骨关节病）。

1 剂煎 2 次，服 1 ～ 2 天，1 天服 3 次。

2. 方解

方以白芍、甘草、威灵仙、木瓜、鸡血藤、葛根缓急解痉，舒筋止痛；狗脊、杜仲、怀牛膝补肝肾，强筋骨。

诸药合用，共奏缓急解痉、舒筋止痛、补益肝肾之功。临床可随证加味。

（二）各家经验举隅

1. 王之术

病种：160 例中，颈椎病占 85 例，腰椎骨质增生占 60 例，其他各关节骨关节病共占 15 例。

白芍木瓜汤方药组成：白芍 30 ～ 60g，木瓜 12g，鸡血藤 15g，威灵仙 15g，甘草 12g。颈椎：加葛根 12g。胸椎：加狗脊 12g。腰椎：加杜仲 12g，怀牛膝 12g（亦适用于膝关节以下骨关节病）。

近期疗效：160 例中，痊愈 109 例（68.2%），显效 42 例（26.2%），进步 9 例（5.6%）。

远期疗效：160 例中得到远期随诊复查结果者共 60 例，随诊时间最短 4 个月，最长 6 年。随访结果：痊愈 58 例，显效 1 例，进步 1 例，治愈率占 96.7%。

服药剂数：最少 3 剂，最多 100 剂（只 1 例），平均 21 剂。

典型病例：魏某，男，40 岁，工人。初诊日期：1972 年 2 月 15 日。

主诉：右肩臂疼，手麻木，丧失工作能力已半年。

检查：颈 5～6 有压痛，向右肩臂放射，拔颈试验（＋），压颈试验（＋），右手握力差。X 线：侧位生理曲线消失，斜位颈 5～6 椎间孔明显狭窄，椎关节骨刺插入椎间孔。印象：颈椎病。证系肝阴不足，筋脉失养。治宜养阴柔肝，荣养筋脉。

处方：白芍 30g，木瓜 12g，鸡血藤 15g，威灵仙 15g，葛根 12g，甘草 12g。

共服 30 剂，症状消失。X 线复查，颈 5～6 椎间孔恢复正常，生理曲线恢复正常，随访 6 年未复发。

讨论：本方之特点是重用白芍。全方补肝肾，柔筋脉，活血化瘀，软坚，缓急止痛，治疗骨质增生有明显疗效。［王之术．白芍木瓜汤治疗骨质增生症的体会（附 160 例疗效分析）．新中医，1980（1）：18］

2. 王巧云

几年来，我们依照白芍木瓜汤原方施治，最少 3 剂，最多 70 剂，治愈 15 例骨质增生的病人，效如桴鼓。

病例：李某，男，54 岁，干部。1987 年 9 月 13 日就诊。其颈部疼痛，活动时加重，伴两上肢麻木，以左侧为重，不能骑自行车，重时不能握笔。X 线诊断：颈 5～6 增生。证系肝阴不足，筋脉失养。治宜养阴柔肝，荣养筋脉。

处方：白芍 50g，鸡血藤、威灵仙各 15g，甘草、木瓜、葛根各 12g。水煎服 30 剂，症状明显减轻；服 60 剂后，症状消失。骑自行车上下班、走路均无麻木感，随访至今无复发。

[王巧云.来函摘登.新中医，1990（4）：封底]

（三）笔者解读

1. 临证体悟

（1）40年前，笔者在母校泸州医学院附院中医科实习时，该科的先本等医师见到"白芍木瓜汤"文后，即用该方治疗颈椎病以及骨质增生，确有良效。其后笔者亦屡屡用之，亦有良效。需要提出的是，那时的骨质增生诊断比较宽泛，还包括颈椎病、腰椎病等。

（2）重用白芍，配以甘草、威灵仙、木瓜、葛根、鸡血藤，突出缓急解痉、舒筋止痛，对治疗颈椎病具有重要意义。

2. 白芍解

"本方之特点是重用白芍"，而重用白芍有较强的缓急解痉、止挛止痛作用。

3. 威灵仙解

古医籍载威灵仙能"化骨"，治鱼骨刺梗喉，而现代的解释是该药能"使局部肌肉松弛，促使骨刺脱落"。王绪前说："笔者尤喜用威灵仙治疗颈椎病、腰椎病、肩周炎，效果明显，取其通络作用，若配伍川芎则作用加强。"[王绪前.名师讲中药——四十年临床心悟.北京：北京科学技术出版社，2018]说明威灵仙有较强的缓急止痛作用。

4. 木瓜解

木瓜味酸，能"舒筋活络""治筋急项强，不可转则"（《中药学》）。《本草纲目·卷三十七·木瓜》云："木瓜所主霍乱吐利转筋，脚气。"说明木瓜亦有较强的缓急解痉、舒筋止痛作用。

二、桂枝加葛根汤（《伤寒论》）

（一）概述

1. 组成与用法

桂枝 15 ～ 30g，白芍 30 ～ 60g，甘草 10g，生姜 10g，大枣 15g，葛根 30 ～ 60g。

1 剂煎 2 次，服 1 天，分 3 次服。

2. 方解

方以桂枝、生姜、葛根辛温辛凉并用，以疏通表浅经络，调畅表浅气血；白芍、甘草、大枣合葛根缓急解痉，舒筋止痛。

诸药合用，共奏疏通气血、缓急解痉、舒筋止痛之功。临床可酌加肉桂、赤芍、威灵仙、木瓜、桑寄生、川续断，或随证加味。

（二）各家经验举隅

1. 黄锡鸿

临床资料： 本组 70 例中，属神经根型 22 例，椎动脉型 15 例，交感神经型 9 例，混合型 24 例。

复方桂枝葛根汤方药组成： 葛根 30 ～ 50g，桂枝 12 ～ 30g，白芍 12 ～ 30g，半夏 10g，生姜 10g，白芥子 10g，桃仁 12g，鸡血藤 30g，黄芩 12g，甘草 9g。每日 1 剂，两周为一疗程。女性在月经期和孕期忌服。

加减法： 四肢麻木掣痛，加生乳没、地龙、稀莶草，重用白芍、甘草；四肢痿软无力，加淫羊藿；胸背痛，加瓜蒌、薤白；头痛，加赤芍、川芎、白芷、蔓荆子；眩晕，加白术、天麻；心悸去鸡血藤，加丹参、远志、菖蒲；失眠，加小麦、大枣；退行性变骨质增生，加鹿角片、骨碎补；损伤性骨质增生，加地鳖虫、蜈蚣，并配服舒筋活络酒（三七 30g，红花 9g，白花蛇 1 条，加白酒 500g，浸泡 10 日后服。每次 10 ～ 12mL，每日 3 次）。

疗效观察： 痊愈 9 例；显效 30 例；好转 29 例；无效 2 例。

体会： 全方具有调和营卫，温通升阳，行瘀化痰，祛寒湿而缓痉止痛的作用。我们体会到，重用葛根、桂枝能获显效，意在葛根发散升阳，必借桂枝温经通阳之力；葛根解痉之功，又赖桂枝和营行瘀之助。［黄锡鸿 . 复方桂枝葛根汤治疗颈椎病

70 例疗效观察．辽宁中医杂志，1983（6）：32]

2. reyes（网名）

由于我妈妈有骨质增生，我一直对这方面的方子感兴趣。无意中看到关幼波的经验方，于是用之一试，其效之神令我瞠目结舌！

处方：白芍 30 ～ 60g，生甘草 10g，木瓜 10g，威灵仙 15g。颈椎骨质增生，加葛根 30g，姜黄 10g；腰椎骨质增生，加续断 30g，桑寄生 30g；足跟骨质增生，加牛膝 15g，淫羊藿 10g。其实就是一张芍药甘草汤的加减方。

我妈妈的症状：颈部酸痛，手麻，腰部疼痛，曾拍片五节腰椎均有不同程度的骨质增生，身重乏力，恶寒，稍事劳累就浑身酸痛，胃口尚佳，大便有时正常，有时三四日 1 次，有时有偏头痛。西药只是消炎镇痛，因无效停用。

我开方为：白芍 30g，赤芍 15g，甘草 10g，威灵仙 15g，桑寄生 20g，川续断 10g，肉桂 6g，葛根 9g，加姜枣煎。1 剂效，酸痛无；3 剂如常人，一身轻松。我用上法制成丸药给我妈妈服了 1 个月，大便也每日 1 次，一切正常。

我妈妈好后，有四五人来求药，我根据其症状一一给方，无不 3 剂而病痛除，知此方真乃灵验也。[黄煌．黄煌经方沙龙（第二期）．北京：中国中医药出版社，2008]

（三）笔者解读

1. 临证体悟

（1）看到第 2 案，笔者为之震撼！不是因为"其效之神"，而是其揭示了桂枝加葛根汤的《伤寒论》使用原法：

①用肉桂，颇具深意。因为仲景用桂枝，并不是单用桂枝，而是桂枝与肉桂同用。黄煌先生亦说："《伤寒论》时代，桂枝、肉桂不分，经方中所用桂枝，也包括今天的肉桂在内。"[《黄煌经方沙龙》（第一期）]"唐宋以前言桂枝，是用桂的嫩枝上皮，而现在肉桂的基原就是桂的枝皮或干皮，这与唐宋以前所用的桂枝是一样的。所以当必须大量用桂时，我必定要用肉桂，但考虑传统的用药习惯，桂枝的功效也不能忽略，所以，往往桂枝、肉桂同用。"[《黄煌经方沙龙》（第二期）]

②白芍与赤芍同用，亦具深意。在《神农本草经》中，白芍和赤芍都有载，而在桂枝汤中载的是芍药，并未明言是白芍还是赤芍。考虑到张仲景时代，生产力低下，药物分类未必严格，再联系到一些古方，亦是载芍药，未明言是白芍还是赤芍，如金沸草散等，故桂枝汤类方中的"芍药"很可能如桂枝、肉桂合用一样，亦是白芍、赤芍混用。

总之，《伤寒论》桂枝汤类方中的桂枝，都是桂枝与肉桂混用，并未严格区分；方内的芍药亦是白芍与赤芍混用，亦未严格区分。凡大量用桂枝或白芍，或欲充分发挥桂枝汤类方的作用时，都应桂枝与肉桂合用、白芍与赤芍合用，黄煌先生就是这样用的。

（2）多年来，笔者常用桂枝加葛根汤治疗颈椎病，疗效平平，但自从将白芍与赤芍合用、桂枝与肉桂合用，再伍以威灵仙、木瓜、桑寄生、川续断时，疗效大增，出乎意料。

（3）笔者用桂枝加葛根汤，恒加肉桂 10g，赤芍 15g，威灵仙 15g，木瓜 15g，桑寄生 20g，川续断 20g，有显著的增效作用。

2. 案解

第 2 案虽是"治疗腰椎骨质增生"，但其"颈部酸痛，手麻"，颈椎亦当有病，遂引用之。

三、葛根汤（《伤寒论》）

（一）概述

1. 组成与用法

桂枝 15 ～ 30g，白芍 30 ～ 60g，甘草 10g，生姜 10g，大枣 15g，葛根 30 ～ 60g，麻黄 10 ～ 15g

1 剂煎 2 次，服 1 天，分 3 次服。

2. 方解

方以麻黄、桂枝、生姜、葛根辛温辛凉并用，以疏通表浅经络，调畅表浅气血；白芍、甘草、大枣合葛根缓急解痉，舒经止痛。

诸药合用，共奏疏通气血、缓急解痉、舒筋止痛之功。临床可随证加味。

（二）各家经验举隅

1. 胡希恕

验案：丁某，男。病案号：03616。初诊日期：1966年5月5日。

一年来项背强急，头不得运转，头偏左歪，右臂疼痛且麻，尤其是头稍后仰则疼更剧甚。于北京某医院检查，确诊为"颈椎骨质增生"，用多种治疗，迄今无效。曾行牵引治疗，亦不见效。常恶寒无汗，舌苔白润，脉弦细寸浮。辨证为少阴太阴合病，为葛根加苓术附汤方证。

葛根12g，桂枝9g，麻黄9g，白芍9g，生姜9g，大枣4枚，苍术12g，茯苓9g，川附子9g，炙甘草6g。

结果：上药服1剂，效不显；服第2剂后，头疼减；4剂尽，项背强急已缓，而臂疼麻如故，改服桂枝加苓术附汤。

桂枝9g，白芍9g，生姜9g，大枣4枚，苍术12g，茯苓9g，炙甘草6g，川附子9g，大黄3g。

服5剂，项背强急、右臂疼痛均显著减轻，头可随意转动，除向后仰时右臂尚有麻木外，平时已无任何明显不适。再与上方加葛根9g，3剂消息之。［冯世纶.中国百年百名中医临床家丛书·经方专家卷·胡希恕.北京：中国中医药出版社，2013］

2. 胡代禄

陈某，男，62岁。患颈椎病10多年，严重时视物模糊，走路斜行，甚至仆倒，曾4次住院，有一次住院10天后都准备出院，哪知颈椎病加重，接着又住了几天。此次因颈项强急加重，伴转侧、俯仰受限，头感昏沉，左臂疼痛，手指麻木，都准备去扎针了。乃予葛根汤加味。

白芍60g，赤芍15g，甘草10g，木瓜15g，威灵仙15g，桂枝15g，肉桂10g，葛根30g，桑寄生20g，川续断20g，苍术15g，乳香10g，大枣20g，麻黄15g，生姜10g（自备），5剂。1剂煎2次，服2天。

2剂药服完，感觉好多了，颈部活动自如，强急感消失，头目清爽，左臂已不疼痛，手指麻木大减，自感"近两年来现在是最好的"。

5剂服毕，除手指稍有麻木外，余无不适。

（三）笔者解读

1. 葛根汤解

葛根汤是桂枝加葛根汤加麻黄，而麻黄是辛温解表要药，有较强的疏通表浅经络、调畅表浅气血作用，故葛根汤是桂枝加葛根汤的加强版，亦为颈椎病效方。黄仕沛先生的弟子潘林平医师"收到病人第一面锦旗，就是她懂得运用葛根汤治好了颈椎综合征的病人所送"。［何莉娜 . 黄仕沛经方亦步亦趋录 . 北京：中国中医药出版社，2011］

2. 临证体悟

（1）笔者用葛根汤，恒加肉桂 10g，赤芍 15g，威灵仙 15g，木瓜 15g，桑寄生 20g，川续断 20g，似有增效作用。而胡希恕先生则常加苍术、茯苓、制附子、大黄，可资借鉴。

（2）葛根汤与桂枝加葛根汤的区别：麻黄有一些副作用，如兴奋心脏、升高血压、兴奋中枢神经系统而引起失眠等。笔者以为，治疗颈椎病时，葛根汤适用于能耐受麻黄者，桂枝加葛根汤适用于不能耐受麻黄者，其用不必拘泥于有汗无汗。

四、五苓散合宽腰汤化裁方（许世瑞经验方）

（一）概述

1. 组成与用法

桂枝 30g，白术 30g，泽泻 30g，茯苓 60g，车前子（包煎）30g，苡仁 30g，怀牛膝 30g。

若颈部僵硬痛甚者，加乳香、没药各 10g；上肢麻木、疼痛者，加威灵仙、银花藤各 15g，伸筋草 20g；气虚者，加黄芪 15g；畏寒肢冷者，加细辛 10g，干姜 20g。

1 剂煎 2 次，服 1～2 天，分 3 次服。

2. 方解

方以桂枝通阳化气；白术、泽泻、茯苓、车前子、苡仁、怀牛膝利水渗湿。

诸药合用，共奏通阳化气、利水渗湿之功，临床可随证加味。

（二）各家经验举隅

许世瑞

五苓散合宽腰汤（《辨证奇闻》）化裁方：组成见上。每日1剂（日三服），10天为一疗程。

一般资料：本组22例中，男性9例，女性13例；年龄最小30岁，最大79岁，平均年龄54.3岁。病程最短10天，最长8年。

疗效观察：本组患者治疗后，其中颈活动正常，肩背、上肢症状消失者5例；体征大部分消失，症状明显减轻者16例；无效1例。其中最少服药9剂，最多服药45剂，一般服4～6剂后颈部僵痛即明显缓解。

病案举例：郭某，女，54岁，干部。1985年10月16日初诊。

两年前确诊为颈椎病，现颈痛，双手指麻木，舌淡黯滞、润，脉沉细。

处方：茯苓60g，桂枝、白术、怀牛膝、车前仁（包煎）各30g，细辛、乳香、没药各10g，银花藤15g。4剂。

10月22日二诊：服药后诸症好转，上方去乳、没，加制南星12g，威灵仙15g，伸筋草20g。3剂。

10月28日三诊：颈痛消失，头昏减轻，上方加半夏15g。

6 剂。

1 月 13 日四诊：颈活动自如，头昏消失，手指稍麻木。一般情况良好，再予原方 6 剂以巩固疗效。

体会： 根据颈椎病患者的临床症状，我们认为其病因病机多为素体阳虚、寒饮留着督脉，进而影响骨髓，该处经脉"贯脊属肾络膀胱"（《灵枢·经脉》），故用温阳利水法治之。此有可能消除椎间孔周围软组织炎症水肿，进而扩大椎间孔，以减轻或解除对神经根的压迫刺激症，故即使骨质增生存在，也能消除症状而达到治疗目的。［许世瑞 . 五苓散化裁治疗颈椎病 22 例 . 重庆中医药杂志，1987（2）：4］

（三）笔者解读

1. 宽腰汤出清代陈士铎《辨证奇闻》（亦名《辨证录》)，由车前子、薏苡仁、白术、茯苓、肉桂组成，具温阳健脾、利水渗湿之功。五苓散合宽腰汤化裁方，是五苓散去泽泻、猪苓合宽腰汤去肉桂。

2. 颈椎病的病位在颈项，"该处经脉'贯脊属肾络膀胱'""多为素体阳虚、寒饮留着督脉，进而影响骨髓""故用温阳利水法治之"，其理可通，又有佳效，可资应用。

3. 上方之"茯苓、桂枝、白术、怀牛膝、车前仁"用量较大，颇能通阳化气、利水渗湿，可资借鉴，但其缓急解痉、活血化瘀不足，可酌加缓急解痉、活血化瘀之品。

【小结】

1. 颈椎病高效普适四方特点

（1）白芍木瓜汤标本兼治，普适性较强，凡颈椎病者概可选用。

（2）桂枝加葛根汤疏通与缓急并举，普适性较强，凡颈椎病者概可选用。

（3）葛根汤主要适用于能耐受麻黄者，若不能耐受麻黄，则当忌用。

（4）五苓散合宽腰汤化裁方长于利水渗湿，运用时可酌加缓急解痉、活血化瘀之品。

2. 注意事项

病情严重者，需配合理疗或西医治疗。

便　秘

便秘即大便秘结不通，排便间隔时间延长，或虽不延长而排便困难者，传统多分型辨治。

笔者以为，下述几方治疗便秘，既有高效性，又有较强的普适性。

一、芍药甘草汤（《伤寒论》）

（一）概述

1. 组成与用法

白芍 25 ～ 45g，甘草 10 ～ 15g。

1 剂煎 2 次，服 1 天，分 2 ～ 3 次服。

2. 方解

方以白芍滋养阴血，润肠通便；甘草补中缓急；白芍合甘草酸甘化阴，缓急解痉。

二药合用，共奏益阴养血、缓急解痉、润肠通便之功。临床可随证加味。

（二）各家经验举隅

1. 王文士

最近学习了甘肃老中医杨作楳"芍药甘草汤及其加减治疗习惯性便秘"的经验，经重复使用于 60 多例病人，药专力宏，奏效迅速。

李某，男，50 岁，某校讲师。患"习惯性便秘"已 7 年之久，常服润下通便药，疗效不佳，最近又大便 4 天未解，腹胀满不适，属津亏便秘兼肝胃气滞，处方以芍药甘草汤加麦芽。患者服后大便即正常，后又将原方自行授予同校患便秘之教职工多人，均能药到病除。

本法只用生白芍 24 ～ 40g，生甘草 10 ～ 15g，水煎服。一般不需加减。通常 2 ～ 4 剂可畅排软便，且不致燥结，无便后复结之虞；若顽固性便秘，每周续服 1 剂，即可保持大便通畅。本法适用于燥热、气滞、阴血虚型之肠燥便秘，对气虚可加白术 24 ～ 32g，阴寒凝滞者加附子 10 ～ 15g。［王文士．芍药甘草汤治便秘验证．中医杂志，1983（8）：79］

2. 贾海忠

习惯性便秘，老年人及年轻女性尤其多见，我常用的方子是什么？就是芍药甘草汤。这是甘肃的一位老中医介绍给我的经验，我发现确实好用，关键在剂量，芍药一般用 20 ～ 40g，甘草用 10 ～ 20g。如果严重的话，可以在这个方子的基础上加点阿胶养血润肠通便，而且芍药本身有理气的作用，所以说以润肠、以补为主，对便秘疗效很好。

这个方子有一个特点，用上药以后 6 小时左右，就开始出现排便，腹不痛，大便还不稀，一般吃六七剂就可以停药，停药后大便还不干，这就是它的优点。一般来讲，一个月吃上六七剂就能保持大便正常。如果说支持不了这么长时间，那你可以缩短用药的间隔。总而言之，这是一个比较温和、不伤人的通便方。甘草通便效果很好，在《本草纲目》里面也有记载的。[贾海忠.贾海忠中医体悟.北京：中国中医药出版社，2019]

（三）笔者解读

1. 白芍解

肖红医师曾"亲服白芍煎剂""单煎 100g，一次服下……12 小时后，果然有稀面酱样的大便""又连续服用单味白芍煎剂（加了很小量的甘草）3 天，每天 60g 左右，大便仍如稀面酱"。[黄煌.黄煌经方沙龙（第二期）.北京：中国中医药出版社，2008]笔者重用白芍治疗肢体拘挛或挛痛时，多见大便次数增多，大便变溏，说明白芍重用确有润肠通便作用，这是白芍的固有作用。

2. 芍药甘草汤解

以此方治便秘，始于甘肃老中医杨作楳经验。此方有滋养阴血、缓急解痉、润肠通便之功，自可用治阴血亏虚或肠道拘急所致之便秘。

3. 甘草解

贾氏言:"甘草通便效果很好,在《本草纲目》里面也有记载的。"这有待进一步验证。

二、当归芍药散(《金匮要略》)

(一) 概述

1. 组成与用法

当归 15 ~ 30g,川芎 15 ~ 20g,生白芍 45 ~ 60g,生白术 45 ~ 60g,茯苓 20g,泽泻 15g。

1 剂煎 2 次,服 1 天,分 3 次服。

2. 方解

方以当归、白芍补益阴血,润肠通便;白术、茯苓补气健脾,白术兼能润肠通便;泽泻合白术、茯苓渗湿健脾;川芎行气疏肝。

诸药合用,共奏补益阴血、健脾行气、润肠通便之功。临床可随证加味。

(二) 各家经验举隅

1. 刘红燕

验案:兰某,女,59 岁。2005 年 1 月 24 日初诊。

便秘 5 年,大便 4 日一解,甚则更长,腹胀满,大便干燥,解后常感意犹未尽,伴眩晕、气短、动则尤甚,舌淡胖有齿印，苔白略厚，脉缓。辨证气血虚弱，肠燥津枯。治宜益气养血，润肠通便。药用当归、白芍、白术各20g，泽泻、茯苓、枳实各15g，川芎9g。水煎2次，1日3次温服。服3剂后，便秘明显改善，效不更方。连进数十剂，诸症悉除，随访6个月未复发。

按：方中当归、白芍、白术补气养血、润肠通便，茯苓、泽泻健脾祛湿，川芎为血中气药，枳实消痞行气。气虚得补，肠燥得润，故能取效。［刘红燕.经方治疗功能性便秘临床体会.实用中医药杂志，2006，22（5）：298］

2. 黄煌

一位微友的帖子："便秘15年，膀胱及肾盂癌3年，单肾切除5个月，服药仅2剂，今早老妈轻松解出正常大便。"这位微友还把我写的病案同时附上：2016年7月13日。治疗肾盂癌、膀胱癌，左肾切除术后5个月的案例。病人已经化疗8次，无不适，但尿泡沫多。便秘15年。平时体力好，每天步行十余里。高血压、高胆固醇血症、胆结石。眠食均佳，便秘3天一解，干结如栗。当归15g，川芎20g，生白芍60g，生白术60g，茯苓20g，泽泻15g。每天1剂，7剂。

那是一位精神饱满，但脸色略黄、轻微浮肿貌的老人。她最痛苦的主诉就是便秘，不吃泻药不便。按压其腹部松软，舌苔也不厚。这是一种虚秘。我用的方是当归芍药散。

当归芍药散治疗便秘，我有不少案例，通常多用于女性或高龄老人。症见大便干结如栗，而且先干后溏；其人多面黄肤干，腹部按之柔软，下腹部或有包块，或有压痛，或有腹痛、痛经、脚抽筋等。这种便秘是脾虚，大黄、芒硝用不得，生地、苁蓉也无效。我通常用当归芍药散，白芍和白术要重用。［黄煌.黄煌经方医话（临床篇）.北京：中国中医药出版社，2017］

（三）笔者解读

1. 白术解

40多年前，北京魏龙骧老中医在《新医药学杂志》（今《中医杂志》）上撰文说："余治便秘，概以生白术为主，少则一二两，重则四五两。"各地医者群皆仿之。笔者从医后亦屡屡用之，还介绍给其他医者，确有良效，一二剂即能通便，大便也不稀。故重用白术，有润肠通便作用，这是白术的固有作用。

2. 当归芍药散解

笔者昔年常重用生白术以治便秘，虽有效但不甚满意，遂刻意加味，仍不如意，后看到有医者用当归芍药散治便秘，才恍然大悟。其白术、当归、白芍若重用均能润肠通便，而白术能补气健脾，当归能补血益阴，白芍能滋补阴血，三药相合，能兼顾气虚、血虚、阴虚，此方颇适合气虚、血虚、阴虚便秘。

需要提出的是，若重用白术、白芍、当归，此方有较强的润肠通便作用，且是固有作用，故即使是实证便秘，只要其实不甚，亦可予当归芍药散润肠通便。笔者用此方，恒加枳实25g，似有增效作用。

3. 白芍、白术重用

黄煌先生言"用当归芍药散，白芍和白术要重用"，可资借鉴。

三、半夏泻心汤（《伤寒论》）

（一）概述

1. 组成与用法

法半夏15～25g，黄连10g，黄芩10～15g，干姜10～15g，炙甘草15g，党参25g，大枣15g。

1剂煎2次，服1～2天，1天服3次。

2. 方解

方以炙甘草、党参、大枣、干姜补益气阳；黄连、黄芩清热燥湿；法半夏、干姜合黄连、黄芩辛开苦降，法半夏兼能燥湿，干姜兼能温里祛寒。

诸药合用，共奏补益气阳、清热祛湿、平调寒热、清开苦降之功。临床可随证加味。

（二）各家经验举隅

1. 娄绍昆

大塚敬节先生在《汉方之临床》上发表了一篇有关半夏泻

心汤治愈便秘的文章。文中说，自己在临床中有过一次失败的教训，就是用半夏泻心汤治疗一个心下痞硬又下利的病人，结果引起病人严重的下利，导致病人从此不敢再服用中药了。通过这一个病例，他回想起以往同样的现象，就是服了半夏泻心汤引起下利的患者也有好几个病例了。

后来发现了一件不可思议的事情，就是有一个便秘的病人服用半夏泻心汤以后大便畅通，胃也很舒服。过后不久大塚敬节的妻子服用生姜泻心汤后发生了惊人的效果，原来习惯性便秘、恶心与胃痞的症状也随之消除了。大塚敬节家的一个女佣听到这个事情后，对照自己也有胃痞与便秘的症状，自行服用生姜泻心汤后，每天大便竟然都能畅通。大塚敬节先生就敏感地意识到生姜泻心汤、半夏泻心汤与甘草泻心汤、黄连汤等方证的主症是"心下痞硬"，而"呕吐"与"下利"都是客症。同时，便秘也可以是甘草泻心汤类方证的客症。[娄绍昆. 中医人生. 北京：中国中医药出版社，2017]

2. 胡代禄

验案：某女，61岁，患习惯性便秘多年，时轻时重，长期依赖服用复合益生菌，停用则大便复秘，每次外出旅行后便秘都会加重，此次也是如此。

刻诊：三四天才有便意，虽频频入厕，但量少难解，费时费力，便不干结，腹软不胀满，苔薄白，脉缓。与半夏泻心汤合平胃散加肉桂。

法半夏 25g（捣），黄连 10g，黄芩 15g，干姜 15g，炙甘草 15g，党参 25g，大枣 15g，苍术 15g，厚朴 10g，陈皮 10g，肉桂 10g，2 剂。

1 剂煎 2 次，服 1～2 天，1 天服 3 次。

3 天后，患者诉服药第 2 天大便即通，1 天 2 次，量比较多；继予上方 6 剂，大便每日都能畅排，1 天 2 次，量还不少。停药后大便 1 天 1 次，能维持 10 天左右，以后便秘也轻些了。遇到便秘较甚，又予上方，每天都能畅排大便，1 天 2 次。

（三）笔者解读

1. 临证体悟

（1）说实话，半夏泻心汤几无治便秘之品，笔者不会也不敢用治便秘。之所以用，是因为用半夏泻心汤合平胃散加肉桂治胃痞、口疮时，有的患者兼有便秘，而服药后胃痞、口疮很快获效，同时排便顺畅，量还比较多，1 天 2 次，既不泄泻，亦无腹痛，比复合益生菌及寻常通便药物好多了，故以后遇便秘，遂常以上方治之，屡治屡效。

（2）治疗便秘，予半夏泻心汤合平胃散加肉桂，则调治中焦作用更强，多能提高疗效，因为"中焦证最基本的病理特征是湿困，治疗中焦证首选平胃散"，而"脾得温则运"。[薛振声.十年一剑全息汤.北京：中国中医药出版社，2004]

2. 半夏泻心汤解

半夏泻心汤无泻下药，无润肠通便药，何以可用治便秘？

似因该方有补益气阳、清热祛湿、平调寒热、辛开苦降之功，能复中焦升降，俟脾升胃降，肠道乃运，便秘自除。当然，半夏泻心汤治便秘的机理还有待探讨。

四、小柴胡汤（《伤寒论》）

（一）概述

1. 组成与用法

柴胡 15 ～ 30g，黄芩 10 ～ 15g，法半夏 15g，炙甘草 10 ～ 15g，党参 10 ～ 25g，大枣 10 ～ 15g，生姜 10g。

1 剂煎 2 次，服 1 ～ 2 天，1 天服 3 次。

2. 方解

方以党参、炙甘草、大枣补气健脾；柴胡行气运脾；生姜温运脾胃；法半夏燥湿运脾；黄芩合柴胡，清解郁热；炙甘草兼以调和诸药。

诸药合用，共奏清解郁热、健运脾气之功。临床可随证加味。

（二）各家经验举隅

1. 易巨荪

丙戌岁，同邑吕少薇之妻，生产后数日，大便难，呕不能食，微眩晕。医者用补药未效，延予诊视。主以小柴胡汤，柴胡用至八钱。举座（哗）然，以为服此方必死。吕叔骏明经，

少薇之叔也，知医道，力主服予方。谓古人治产妇郁冒原有是法。一服即愈。(《集思医案》第九案)

2. 黄煌

某男，32 岁，身高 176cm，体重仅 55kg。其人面色发青，眼圈发暗。2013 年 1 月 25 日来诊。

主诉便秘 15 年，起初 3～4 天 1 次，后来发展为 4～5 天 1 次，8 年来通便均依赖开塞露、膳通等药物或保健品，即便如此，每次大便也需蹲 25 分钟左右，其大便细软不干。我据其体格瘦弱，且入夜难眠、心悸、乏力等症，定为抑郁性便秘。处方为小柴胡汤合桂甘龙牡汤。

柴胡 20g，黄芩 10g，姜半夏 15g，党参 15g，生甘草 5g，桂枝 15g，龙骨 15g，牡蛎 15g，干姜 5g，红枣 20g，嘱隔日服 1 剂。

3 月 12 日家人来续方喜告：药后大便 2 日一解，已不需泻药和开塞露。

小柴胡汤治便秘，经典有明训，后世医家也多有验证。《金匮要略·妇人产后病脉证治》有专门论述："产妇郁冒，其脉微弱，呕不能食，大便反坚，但头汗出……小柴胡汤主之。"

从前面几个案例看，小柴胡汤治疗的便秘，应该是一种比较复杂的功能性便秘，而且大多伴有抑郁或焦虑等精神心理障碍。[黄煌.黄煌经方医话(临床篇).北京：中国中医药出版社，2017]

（三）笔者解读

1. 第 1 案之丙戌，即 1886 年。妇人产后，血气亏虚，多汗肌疏，风邪易入，营卫不和，以致气机郁滞，头目昏眩；胃气失和，故呕不能食；津伤肠燥，故大便艰涩。此正虚为本，而气滞为标，若纯以补虚之法，则有碍滞气之运，故补之未效矣。易公治以小柴胡汤，是绳墨规矩，早已明载于经典；而微言奥义，自是深谙于心中。故以柴胡剂调畅三焦枢纽，复其气机升降。郁冒开，胃气和，津液行，关隘通，一服即愈。其柴胡之量，确然超乎常情。而于产后正虚邪郁者，似宜据其虚实之偏，而酌情裁量。

易巨荪是清末民初，岭南伤寒"四大金刚"之一。其案"正虚为本，而气滞为标"，乃用小柴胡汤扶正运脾，且重用柴胡以行滞气，遂能获速效。

2. 小柴胡汤何以可治便秘？唐宗海先生言："此方乃达表和里，升清降浊之活剂。"〔唐宗海.血证论.北京：人民卫生出版社，2005〕此说虽通，但可细解，亦即小柴胡汤颇能健运脾气，而脾健则运化有致，清升浊降，便秘自愈。笔者经验，小柴胡汤治小儿便秘，其效尤捷。

3. 第 2 案"为抑郁性便秘"，乃以小柴胡汤运脾行气，桂甘龙牡汤温运气机，潜镇安神，遂获佳效。

五、芍甘决苁汤（余国俊经验方）

（一）概述

1. 组成与用法

白芍 40g，炙甘草 10g，决明子 30g，肉苁蓉 15g，杏仁 15g，枇杷叶 30g，炒莱菔子 30g，炙紫菀 30g，虎杖 30g。

1 剂煎 2 次，服 1～2 天，1 天服 3 次。

2. 方解

方以白芍、炙甘草酸甘化阴，缓急解痉；决明子、肉苁蓉、杏仁、炒莱菔子、虎杖合白芍润肠通便；枇杷叶、炙紫菀合杏仁宣通肺气；炙甘草、炙紫菀或能润肠通便，炙甘草兼以调和诸药。

诸药合用，共奏养阴解痉、宣通肺气、润肠通便之功。

（二）各家经验举隅

余国俊

我自拟芍甘决苁汤，主药就是白芍、炙甘草、决明子、肉苁蓉，全方组成药物见上。

方中芍药甘草汤滋养脾阴，脾阴充足，阴长阳生，则脾气散精，上归于肺；决明子清肝；肉苁蓉补肾；杏仁、枇杷叶宣肺；紫菀、莱菔子、虎杖润肺降逆，化瘀通络。此方定型已经 20 年，信手拈来，便可十全九。举一例：

周某，男，83 岁。2014 年 7 月 15 日诊。3 年来大便异常干燥如羊屎，三四天一解。长期服麻仁丸、芦荟胶囊、排毒养颜胶囊、果导片等，暂通而复秘；剧时虚坐努责，大汗淋漓，必用开塞露。中医迭用汤剂，不外清热泻火、润肠通便，仍蹈前车之覆辙。

刻诊：患者面容憔悴，舌淡，苔薄白欠润，脉弦。投芍甘决苁汤，服 1 剂大便通畅，成形量多。考虑其高年体弱，原方加黄芪、当归各 15g，服后大便反而不甚通畅。复用原方 6 剂，大便一直保持通畅；停药 3 个月，未发生便秘。以后大便不通畅时，便用此方一二剂即安。

这个方子针对脾阴亏虚、肠燥津乏的便秘，气虚便秘、阳虚便秘都不能用这个方。[余国俊.余国俊中医师承讲记.北京：中国中医药出版社，2019]

（三）笔者解读

1. 芍甘决苁汤解

此方 9 味药中，含便秘效方芍药甘草汤，有 6 味药（白芍、决明子、肉苁蓉、杏仁、炒莱菔子、虎杖）能润肠通便，有 2 味药（炙甘草、炙紫菀）或能润肠通便，上方遂有颇强的润肠通便作用。

2. 临证体悟

由于芍甘决苁汤具有较强的润肠通便作用，且是固有作用，故此方除可用治"脾阴亏虚、肠燥津乏"便秘外，亦可用治气虚或阳虚不甚的便秘，均有佳效。

【小结】

1. 便秘高效普适五方特点

（1）芍药甘草汤兼顾阴虚、血虚、气虚，普适性较强，但不宜于阳虚或大实之便秘者。

（2）当归芍药散兼顾气虚、血虚、阴虚，普适性较强，凡便秘实不甚者概可选用。

（3）半夏泻心汤寒热同用，补泻并施，普适性较强，凡便秘者概可选用。

（4）小柴胡汤能健运脾气，普适性较强，凡便秘非大虚大实者概可选用。

（5）芍甘决苁汤普适性较强，但不宜于气虚或阳虚较甚的便秘。

2. 注意事项

凡肠道器质性病变所致的便秘，不在本节讨论之列。

癃　闭

癃闭是指排尿困难，小便量少，点滴而出，甚则闭塞不通为主症的一种疾患。本病病位在膀胱，病因病机复杂，传统多分型辨治。

笔者以为，下述几方治疗癃闭，既有高效性，又有较强的普适性。

一、大承气汤（《伤寒论》）

（一）概述

1. 组成与用法

大黄 10 ～ 20g（后下），芒硝 12g（分 2 次冲服），枳实 15g，厚朴 15g。

1 剂煎 1 次，分 2 次服。

2. 方解

方以大黄、芒硝荡涤肠胃，泻下大便，通利小便；枳实、厚朴行气化湿，除满消胀。

四药合用，共奏促排二便、行气消胀之功。临床可随证加味。

（二）各家经验举隅

1. 顾文岩

吴县名医顾文岩，1949 年前悬壶沪上。据 1988 年 7 月 2 日《文汇报》载，其曾治一尿闭患者，两昼夜小便点滴不下，腹内胀急，正痛苦莫名，所邀医生多人，方法用遍，仍不见寸功。他见别人多用通导利尿药，便别出心裁，用通便解闭法，重用大承气汤，众医视之失笑，顾氏不为所动。患者服药后，移时如厕，果大小便俱出，众医疑惑不解，顾氏说："凡人大便之前总要先解小便，此属生理条件反射。"此时众医方信服。

［未名．重用通便治尿闭．浙江中医杂志，1988（8）：382］

2. 孙建平

笔者临证时以峻下热结之法治癃闭，每获良效。方以承气汤通腑为主，酌加滑石、车前子、栀子、泽泻等以利水通淋，清利下焦湿热。

某男，47 岁。2004 年 9 月 11 日初诊。患者平素大便燥结，数日一行。1 周前的一天午夜 2 时许突然发病，初始尿频，排尿不畅；继则点滴不出，小腹急胀。西医治疗罔效，中药服清热利尿之品 4 剂亦未见功，赖导尿维持。症见腹胀如鼓，坐卧不宁，口苦咽干，烦渴欲饮，大便 3 日未行，患者苦楚不堪。舌质红，苔薄黄，脉弦滑而数。此属肠热气壅，腑气不行，热迫膀胱，气化不利而为癃闭。立投大承气汤加栀子、滑石。

处方：大黄 12g，芒硝 12g（冲服），厚朴 25g，枳实 15g，栀子 10g，滑石 30g（包煎）。水煎分 3 次服，每 8 小时服 1 次。

1 剂未尽得大便通，小便亦随之而下，脉弦数之势已缓，少腹急结疼痛稍减，但尿而不畅，热灼涩痛，原方减其半，续进 1 剂。服药已尽，排尿正常。唯觉乏力身倦，口干欲饮，舌红，苔薄微黄，寸口脉弦细。乃为中州气弱，胃热伤津之象，给予补中气、养胃阴之品 6 剂，诸症悉除。[孙建平 . 通后窍以启前窍治疗癃闭 . 山东中医杂志，2006，25（6）：415]

（三）笔者解读

1. 以大承气汤治癃闭，始于东汉张仲景，《伤寒论》第 242 条："病人小便不利，大便乍难乍易，时有微热，喘冒不能卧者，有燥屎也，宜大承气汤。""小便不利"范围较广，包括某些癃闭，故大承气汤除能通下大便外，还能通利小便。

2. 以下法治癃闭或二便不通，始于西汉仓公（淳于意）。《史记·仓公列传》："齐郎中令循病，众医皆以为蹶入中，而刺之。臣意诊之，曰：'涌疝也，令人不得前后溲。'循曰：'不得前后溲三日矣。'臣意饮以火齐汤，一饮得前（后）溲，三饮而疾愈……齐王太后病，召臣意入诊脉，曰：'风瘅客脬，难于大小溲，溺赤。'臣意饮以火齐汤，一饮即前后溲，再饮病已，溺如故。"仓公以"火齐汤"治"不得前后溲""难于大小溲"，而"一饮得前（后）溲""一饮即前后溲"，说明"火齐汤"能通利二便。据称"火齐汤"即是三黄汤（黄连、黄芩、大黄），说明仓公常用下法治疗癃闭或二便不通，下法能通利二便。

3. 以下法治癃闭，代有沿用。如《灵枢·本输》云："实则
闭癃……闭癃则泻之。"《丹溪心法·小便不通》："实热当利之，
或用八正散，盖大便动则小便自通矣。""膀胱有热小便不通，
朴硝不拘多少，研末，每服二钱，空心以茴香汤送下。"《古
今医鉴》："大便动而小便自通。"《本草纲目·卷十四·草部》：
"癃闭不通，小便急痛，无论新久，荆芥、大黄为末等分，每温
水调服三钱，小便不通，大黄减半；大便不通，荆芥减半；名
倒换散。"《景岳全书》："大小便俱不通者，必先通其大便，则
小便自通矣。"吴又可："小便闭大便不通，气结不舒，大便解，
小便立解，误服利水药无益。"《临证指南医案·便闭》："若二
便俱闭，当先通大便，小溲自利。"

4. 临证体悟

（1）由于"下之则胀已"（《素问·五常政大论》），"中满
者，写之于内"（《素问·阴阳应象大论》），"其下者，引而竭
之"（《素问·阴阳应象大论》），而二便内停常可致"胀"、致
"中满"，又可属"其下者"。其治当予下法，下法遂有促排二便
的作用，且是下法的固有作用。

（2）下法能"促排二便"，颇具下法作用的大承气汤遂能通
利二便，上述2案即为其例。

（3）笔者屡以大承气汤治癃闭，亦获佳效。

二、小承气汤（《伤寒论》）

（一）概述

1. 组成与用法

大黄 10～20g（后下），枳实 15g，厚朴 15g。

1 剂煎 1 次，分 2 次服。

2. 方解

方以大黄荡涤肠胃，泻下大便，通利小便；枳实、厚朴行气化湿，除满消胀。

三药合用，共奏促排二便、行气消胀之功。临床可随证加味。

（二）各家经验举隅

张呈友

一般资料： 65 例患者中，产后癃闭 23 例，手术后癃闭 17 例，老年癃闭（老年前列腺肥大）25 例。

基本方： 生大黄 20g（后下），厚朴 10g，枳壳 10g，车前子 15g（布包煎）。

随证加减： 产后癃闭，加红花 5g，桃仁 10g，益母草 30g；手术后癃闭，加当归尾 15g，川芎 10g，广木香 6g（后下）；老年癃闭，加炙黄芪 30g，肉桂 5g，淫羊藿 10g。每日 1 剂，水煎服，1 日服 2 次。

治疗效果： 产后及手术后癃闭服 1～2 剂，小便即通利；

老年癃闭服 3 ～ 5 剂，则尿路畅达。

典型病例： 患者，男，75 岁，农民。1993 年 10 月 22 日就诊。

患者前列腺肥大 3 年，反复服用前列康片，曾因尿潴留导尿多次。诊前 3 日，小便滴沥不畅，小腹坠胀，昼夜不得眠，他医用补中益气法乏效。诊见小便滴沥不畅，手捧少腹，痛苦不可名状，气短乏力，腰脊酸软，大便艰难，苔薄白，脉沉而弦。证属气虚肾亏，腑气不行，气化无效。予以益气补肾，通腑助化。

处方：生大黄 20g（后下），枳壳 10g，车前子 15g（包煎），炙黄芪 30g，肉桂 5g，淫羊藿 10g，3 剂。

药后小便通，诸症解。

体会： 癃闭病中虽有各种虚证出现，但不应因其虚而不敢重用大黄。［张呈友 . 重用大黄治疗癃闭 65 例 . 中国乡村医生，1997（12）：38］

（三）笔者解读

1. 上方是小承气汤加味，且重用大黄（20g）并后下，遂有较强的开启下窍、促排二便作用，治疗癃闭遂能获佳效。

2. 上方简约，加味得宜，效果颇佳，值得借鉴。

三、生大黄

（一）概述

1. 组成与用法

生大黄适量，或沸水泡服，每日 1 ～ 2 次；或加入对证方中。

2. 方解

生大黄泻下作用较强，既能泻下大便，又能通利小便。

（二）各家经验举隅

1. 任宝书

一般资料： 33 例均是小儿麻疹期并发急性尿潴留，有 8 例在应用本方法治疗前曾使用保留导尿，但拔管后仍排尿困难。

治疗方法： 取生大黄 5 ～ 15g（根据年龄大小选用适当剂量），用沸水 100 ～ 200mL 浸泡 20 分钟，顿服，每日 1 ～ 2 次。如本方法无效，可急性导尿。

治疗结果： 本组 33 例患者服药后，均在大便的同时排尿，皆一次成功。其中服药后 20 ～ 30 分钟排尿者 6 例，30 ～ 40 分钟排尿者 12 例，40 ～ 60 分钟排尿者 11 例，1 ～ 2 小时排尿者 4 例。

典型病例： 纪某，男，5 岁。因发热恶风 3 天于 1993 年 2 月 10 日收入院。症见鼻塞流涕、咳嗽、流泪、目赤、面部可见红色疹点，磊磊如麻，小便短赤，大便干，苔薄黄。体温

38.7℃。入院诊断：小儿麻疹。治以清热解毒透表之品煎服。翌日，患儿症见排尿困难，继而点滴不下，下腹隆起、胀满，叩诊膀胱上缘位于脐下 3 横指，且大便 3 日未行。以生大黄 10g，开水 100mL 浸泡顿服，约 40 分钟后解大便，同时排出小便约 600mL。

体会： 生大黄的泻下作用，能松弛肠壁平滑肌，使之节律性收缩，达到通便目的。与此同时，间接刺激膀胱，使膀胱括约肌松弛而排尿。[任宝书.生大黄泡服治疗麻疹期急性尿潴留 33 例.中医杂志，1994，35（12）：721]

2. 陈彪

《景岳全书》云："大小便俱不通者，必先通其大便，则小便自通矣。"故先通大便是治癃闭的关键。

曾治黄某，产后月余，小便不通，一直依赖导尿，前医用多种方法均未取效，邀我会诊。见患者小腹胀满，自汗乏力，恶露色紫，便秘尿闭，舌苔黄腻，舌质稍紫，脉细缓。观其脉证，责之瘀滞下焦，阳明腑实，气化受阻，以致癃闭。当务之急，以通腑利尿，兼以补气活血。

药用：生大黄 10g（后下），白术 30g，桃仁 10g，黄芪 20g，益母草 30g，泽泻 10g，猪茯苓各 12g，甘草 10g。

服上药 2 小时后，大便解，小便通。

我治疗 100 多例产后癃闭，结果证明：用大黄的即能解小便，不用的则依然尿闭。可见，大黄确能通便利尿，用于产后

癃闭效果肯定，不必拘于产后忌用之说。[陈彪.大黄在妊、产期病的运用.中医杂志，1991（12）：6]

（三）笔者解读

1. 任氏言："本组 33 例服药后均在大便的同时排尿，皆一次成功。"陈氏言："我治疗 100 多例产后癃闭，结果证明：用大黄的即能解小便，不用的依然尿闭。可见，大黄确能通便利尿。"以上颇能说明生大黄既能泻下大便，又能通利小便。

2. 生大黄是最常用的寒下药，几能代表寒下法，故生大黄之"既能泻下大便，又能通利小便"，即说明寒下法既能泻下大便，又能通利小便。

3. 大黄虽有伤正之虞，但"用于产后癃闭效果肯定"，也就用一二日，"不必拘于产后忌用之说"。

四、五苓散（《伤寒论》）

（一）概述

1. 组成与用法

桂枝 10～15g，白术 15～25g，泽泻 30g，猪苓 15～25g，茯苓 15～25g。

笔者恒加滑石 60～90g。1 剂煎 2 次，服 1 天，分 3 次服。

2. 方解

方以桂枝通阳化气；白术、泽泻、猪苓、茯苓、滑石通利小便。

诸药合用，共奏通阳化气、通利小便之功。临床可随证加味。

（二）各家经验举隅

1. 黄朝铁

笔者试用五苓散加味治疗 10 多例外伤后癃闭，少则 1 剂，多则 7 剂，即可见效。

基本方： 茯苓、泽泻、白茅根、丹参各 15g，猪苓、白术各 10g，桂枝 6g。

经络瘀滞者，加桃仁 12g，红花 6g；津液亏损者，加人参10g，麦冬 15g；下焦湿热者，加生大黄 10g，黄柏 5g。

每日 1 剂，水煎分 2 次服。对尿路破损型癃闭，宜中西医结合治疗。

病案举例： 周某，女，18 岁。住院号 12066。患者于 1989年 5 月 31 日因交通事故致左耻骨上下支横形骨折并小便不通而住院，经持续导尿至 6 月 17 日，患者发生溺痛。尿常规检查：尿黄浑，红细胞（+++），脓球（+），蛋白（+）。妇科会诊后，建议拔除导尿管，用 1/500PP 液坐浴。经上处理至 6 月 18 日早晨，患者心慌，烦躁不安，小腹胀满疼痛，小便灼痛欲解不出，痛苦异常。

刻诊：小腹膨隆，尿脬达脐上 3 横指，舌红，苔黄腻，脉弦滑而数。患者外伤日久，气血瘀滞无改善，加之持续导尿，未定期冲洗膀胱，逆行感染而致湿热蕴结膀胱，气化失职，小便不通。急以五苓散加味清利湿热，通利小便，活血化瘀。

方用：茯苓、泽泻、丹参各15g，猪苓、白术、桂枝、生大黄、川木通各10g，白茅根20g，黄柏、甘草梢各5g，桃仁12g。急煎服。

服药后约20分钟，患者全身微微汗出，自行排尿约800mL，诸症缓解。仅服1剂，嗣后自行排尿顺畅，翌日复查尿常规正常。[黄朝铁.五苓散加味治疗伤后癃闭.四川中医，1992（10）：49]

2. 胡代禄

验案： 某男，65岁，患痔疮20余年，素无他疾。5天前在一大医院行痔疮手术，今日晚上突然解不出小便，予热敷小腹后能解出，解了2次，但到第2天早晨又解不出，予热敷小腹无效，到上午10点半仍解不出小便，小腹觉胀，欲解小便但解不出。考虑其才做了痔疮手术，不宜用大黄剂，乃予五苓散加味。

白术25g，泽泻25g，猪苓20g，桂枝10g，茯苓25g，滑石90g，牛膝30g，桃仁15g（捣）。

1剂煎2次，服1天，分3次服。

到下午2点30分，通过微信询之。其妻回答说："老公喝了中药后陆陆续续地解了几次小便，但不是很通畅，感觉没有解干净。"第二天回复说："老公轻松自在多了，运输管道更为通畅了，说话也更有中气了。"继予上方 1 剂，服 2 天，1 天服 3 次，以巩固疗效。

（三）笔者解读

1. 滑石解

滑石能利尿通淋，若重用，其作用颇强。如熊新年医师单用滑石粉 50～60g，沸水泡服，治疗 30 例产后尿潴留，除 1 例无效外，29 例均在 4 小时内排尿。［熊新年 . 单味滑石粉治疗产后尿潴留 . 新中医，2001，33（7）：38］

2. 五苓散解

此方有通阳化气、通利小便之功，自可用治癃闭，若酌加大黄，多有佳效，第 1 个临床报道即为其例。

3. 临证体悟

笔者治癃闭，颇推崇生大黄，但对不宜用大黄者，则以五苓散加滑石等多有佳效，第 2 案即为其例。

五、真武汤（《伤寒论》）

（一）概述

1. 组成与用法

茯苓 25g，白术 25g，白芍 15g，生姜 15g，制附子 15～25g（先煎）。

1 剂煎 2 次，服 1 天，分 3 次服。

2. 方解

方以制附子、生姜、白术、茯苓温阳健脾，通利水道；白芍除能利小便外，兼能敛阴、柔肝、缓急。

诸药合用，共奏温阳健脾、通利水道之功。临床可随证加味。

（二）各家经验举隅

1. 秦杰星

张某，女，40 岁。排尿困难，点滴而出一月余。患者系家庭妇女，自诉平时活动较少。近一月来症见神疲乏力，小便困难，少腹胀痛，偶有拳头大小包块隆起却无丝毫尿意，起初用手按摩小腹，勉强排尿后包快即可消失，后逐渐需插尿管辅助排尿。现面色㿠白，少气懒言，畏寒肢冷，纳食量少，小便点滴而出，大便秘结，无水肿，舌淡胖，苔薄白腻，脉沉细。考虑患者癃闭，小便不通属肾阳亏虚，气化无力，遂治以温阳利水之法，予真武汤加减。

处方：熟附子 15g（先煎 1 小时），茯苓 15g，白术 15g，生姜 15g，芍药 8g，炙甘草 3g，黄芪 15g，益母草 10g，大腹皮 10g，肉桂 6g，怀牛膝 6g，鸡内金 15g。每日 1 剂。

患者服用 3 天后，即可自解小便且大便通调，其后继续连服 6 天，小便通畅如初。嘱患者多参加体育运动，锻炼身体。

［秦杰星.真武汤加减治疗癃闭1例分析.光明中医，2010，25（8）：1493］

2. 余晖

验案：李某，女，56岁。初诊。

患者于2008年12月因"右肾巨大肿瘤"（占右肾的2/3）于当地医院行"右肾摘除术"。2009年4月，因肿瘤"脑转移"行开颅切除术。患者自第一次手术后出现小便量少，渐至点滴而下，经多方治疗罔效，且有进行性加重趋势。

现症：小便点滴而下，尿痛，小便时小腹坠胀感；双眼睑、颜面、双下肢及双手背浮肿，握拳困难；耳鸣，脑鸣，头重、头晕；汗出多，怕热，四肢偏凉，右下肢及左膝疼痛，双下肢困乏坠胀（患者自诉"像步行完几千里地一样"）；口中和，不喜饮，纳食尚可，但食后心下痞满、腹胀，午后4时左右腹胀亦明显，得矢气后好转（患者自诉"感觉身体里像有气一样，放屁后肚子胀就减轻"）；大便干结，需使用"开塞露"后方下，初为羊屎样，后为成形便；睡眠尚可。体胖肤白；舌质暗紫、边有齿痕，舌苔薄白；脉沉伏不见，重按至骨方见寸弦。

辨病：癃闭。

辨证：血虚水泛。

治法：化气利水，养血消肿。

方用：当归芍药散合四妙丸加减。

荆芥6g，防风6g，桔梗12g，僵蚕9g，蝉衣9g，当归18g，芍药15g，泽泻15g，川牛膝15g，苍术15g，薏苡仁

30g，厚朴 12g，陈皮 12g，车前子（包）12g，桂枝 6g。3 剂，水煎服。

患者服药 2 剂后，双下肢水肿减轻，小便时已无疼痛，小便较前通畅。但 3 剂药服完，疗效仍不理想。乃用真武汤加减。

制附子（先煎）12g，茯苓 15g，生白芍 12g，生白术 12g，干姜 6g，猪苓 15g，厚朴 9g。4 剂，水煎服。

次日开始服用上方，每日 1 剂，症状逐日减轻。至 8 月 10 日服最后 1 剂药，患者双眼睑、颜面、双下肢、双手背水肿完全消退，小便畅通，每日尿量 1500 ～ 2000mL，已无尿痛和小便时小腹坠胀感，右下肢及左膝疼痛消失，大便已无需使用"开塞露"，每日一行。患者自诉："自 2008 年得病以来，从没有这样舒服过，心情也好了。"

讨论： 该患者右肾切除，肾的重吸收功能严重受损，且膀胱无残存尿存在，无导尿之可能，亦不能使用利尿剂，西医束手无策……而高建忠老师抛开脏腑辨证，直接使用六经辨证的方法，直抵病机，以真武汤加减治疗。4 剂而收捷效，大获全功，患者两年多的顽疾，顿时消失。[高建忠 . 临证实录与抄方感悟 . 北京：中国中医药出版社，2014]

（三）笔者解读

1. 第 1 案系"肾阳亏虚，气化无力"，水道不利，予真武汤加减以温阳健脾，通利水道，遂能奏功。

2. 第 2 案,以方测证,当为阳虚水泛,水湿潴留,予真武汤加减以温阳健脾,通利水道,遂能奏功。

3. 癃闭为虚、实二类,病位在膀胱,而膀胱的气化取决于肾气的盛衰,故凡虚证癃闭,都可用真武汤加减治之。

【小结】

1. 癃闭高效普适五方特点

(1)大承气汤泻下作用较强,主要适用于实证癃闭者,虚证癃闭者则当忌用。

(2)小承气汤泻下作用弱于大承气汤,主要适用于实证及虚实夹杂癃闭者。

(3)生大黄可单用或加入复方中,单用时主要适用于实证癃闭者;而在对证方中加之,则适用于实证或虚实夹杂癃闭者。

(4)五苓散普适性较强,凡癃闭者概可选用,尤适用于不宜用大黄剂者。

(5)真武汤有较强的温阳利水作用,主要适用于虚证癃闭者。

2. 注意事项

(1)若服上方无效,应紧急导尿。

(2)下法能促排小便,这是下法的固有作用,故以下法(药物)治癃闭,不必拘泥于大便秘结。

(3)凡器质性病变如肿瘤、结石、畸形等所致的癃闭,或病情严重急需导尿者,不在本节讨论之列。

尿路感染

尿路感染是病原微生物侵入尿路而引起的感染性炎症，可分为上尿路感染（肾盂肾炎）和下尿路感染（膀胱炎、尿道炎）。此病属中医"淋证"范畴，传统多分型辨治。

笔者以为，下述几方治疗尿路感染，既有高效性，又有较强的普适性。

一、五味消毒饮（《医宗金鉴》）

（一）概述

1. 组成与用法

金银花 15 ～ 30g，野菊花 15 ～ 30g，蒲公英 30g，紫花地丁 15g，紫背天葵 10g。

1 剂煎 2 次，服 1 天，分 3 次服；或少量多次，频频服用。

2. 方解

方以金银花、野菊花、蒲公英、紫花地丁、天葵子清热解毒，蒲公英、天葵子兼能利尿通淋。

诸药合用，共奏清解热毒、利尿通淋之功。临床可随证加减。

（二）各家经验举隅

1. 张载信

五味消毒饮加味：金银花20g，野菊花15g，蒲公英15g，地丁15g，天葵子10g，石韦20g，千里光15g。每日1剂，煎煮2次，两煎药汁合之，连续服下；第二剂两煎药汁滤液合并，每日3次分服。病情严重者，药渣煎汤，趁热熏蒸，继之坐浴。

巩固治疗：上方2倍剂量，煎煮2次，合并滤液，浓缩为400mL，加入0.1%苯甲酸钠，装入蒸煮消毒的清洁盐水瓶中，每日3次，每次25mL，连服5天。

治疗结果：30例病人全部治愈。症状、体征消失最快2天，最慢7天，巩固治疗5天，尿培养全部阴性。

病案举例：王某，女，48岁。1995年6月5日就诊。

患者昨夜始，小便频数达数十次，排尿不畅，有残尿感，尿液混浊，尿道涩痛，小腹拘急疼痛，舌红苔腻，脉数。就诊时坐立不安，痛苦万状。尿常规：蛋白（＋），白细胞（＋），红细胞（少许）；尿培养结果：大肠杆菌每毫升10万以上。病人有尿路感染史7年，多次反复感染，初服氟哌酸效果颇佳，后则效果渐不明显，最多时连续服100余粒，仍难完全消除症状，故此次感染发病来寻中医治疗。此乃湿热蕴结下焦，膀胱气化不利之热淋。治宜清热解毒，利湿通淋。拟五味消毒饮加石韦、千里光，3剂。

首剂两汁连续服下，并坐浴；下午煎煮第2剂，3次分服，同时多饮开水，以增尿量。次日症状明显缓解，但仍有尿频、涩痛感，已能忍受，睡眠尚好。第3日仅略有不适。原方减量，再服2剂，诸症悉除。巩固治疗5天，尿培养阴性，随访1个月，未复发。

讨论：方中诸药均为清热解毒要药，加石韦、千里光增强了清热解毒、利尿通淋的作用。[张载信.五味消毒饮加味治疗热淋30例.安徽中医临床杂志，1996，8（5）：223]

2. 伍耀西

基本方：金银花12g，野菊花10g，蒲公英30g，紫花地丁10g，天葵子10g，赤芍10g，生地黄30g，金钱草30g，土茯苓10g。水煎服，每日1剂。

随症加减：血尿，加白茅根、琥珀；尿短赤明显，加车前子；脓球多，加皂角刺；发热，加柴胡、黄芩；大便干结，加大黄。

治疗效果：本组45例急性泌尿系感染患者，服药1剂治愈者9例，2剂治愈者17例，3剂治愈者12例，4剂治愈者3例，5剂治愈者2例，平均治疗时间2.5天。治愈时间长者，主要为肾盂肾炎患者。

验案：陈某，女性，52岁。1996年7月21日诊。

患者于5天前因过食煎炸之品而出现发热，微畏寒，尿频、尿急、尿烧灼样痛；伴腰酸痛，大便未解。经"庆大霉素、灭滴灵"静滴治疗4天，疗效不佳而来诊。门诊查尿常规示：脓球（++++），红细胞（+）；血常规：WBC 9.6×10⁹/L，L 18.5%，N 81.5%。舌红苔黄，脉弦。

中医诊断：淋证；西医诊断：急性肾盂肾炎。治以清热解毒，佐以利湿凉血之品。用基本方加制大黄 10g，皂角刺 12g。1 剂后大便解，除小便较短赤外，余症均有不同程度减轻。原方去大黄，加车前子 15g，续服 2 剂，临床症状消失，复查尿常规未见异常。

体会：急性泌尿系感染是由细菌感染泌尿系所引起的急性化脓性病变，而疮疡的病理机制也是由感染因素引起的化脓性疾病，二者均具有不同程度的红、肿、热、痛表现，极其相似。中医学在致病因素上多认为二者系热邪所致，故可以从热、脓把二者联系起来，急性泌尿系感染可以从疮疡论治。

［伍耀西．急性泌尿系感染从疮疡论治45例心得．中医民间疗法，1998（2）：8］

（三）笔者解读

1．"从疮疡论治"解

伍氏言"急性泌尿系感染可以从疮疡论治"，而疮疡多因热毒为祟，故"从疮疡论治"，即是从热毒论治。

2．五味消毒饮解

急性泌尿系感染多属"热淋"，存在热毒为祟，小便不利，而五味消毒饮有清热解毒、利尿通淋之功，再随证加味，遂能获高效，上述临床报道即为其例。

3. 临证体悟

（1）淋证以小便不利为主症，利尿通淋不可或缺，但实热者，清解热毒更为重要，上述临床报道即为其例。

（2）伍氏言"大便干结加大黄"，其实大便干结与不干结均可加大黄，因为大黄颇能通利小便，攻逐湿热、热毒。

二、四妙散加味（雷根平经验方）

（一）概述

1. 组成与用法

苍术 15g，黄柏 15g，牛膝 30g，薏苡仁 30～45g，炒杜仲 12g，炒续断 12g，乳香 5g。

1 剂煎 2 次，服 1 天，分 3 次服。

2. 方解

方以四妙丸（苍术、黄柏、牛膝、薏苡仁）清热利湿；炒杜仲、炒续断合牛膝补肾以复气化；乳香行气活血，以畅气机。

诸药合用，共奏清热利湿、补益肾气之功。临床可随证加味。

（二）各家经验举隅

雷根平

通过阅读医案及对中医理论的掌握，可以使医生们在自己的临证中不断地产生新的有效方剂。

记得自己在工作后不久，阅读四川名医刘梓衡先生编著的《临床经验回忆录》，其后有附录3篇，皆言两味药治重症之奇验。其中一案用牛膝31g，乳香3g治疗一青年工人之血淋，小便时阴茎疼痛，龟头包皮水肿如气球，有如斗碗，状若水晶，效果非常显著。

后阅《本草纲目》《张氏医通》等书，皆言牛膝为淋证之要药。《诸病源候论》云："诸淋皆肾虚而膀胱热也。"遂结合自己用药习惯，于四妙丸加炒杜仲、炒续断组成方剂。

牛膝31g，乳香3g，苍术10g，黄柏10g，薏苡仁30g，炒杜仲12g，炒续断12g。共7味，水煎服。

用之临床治疗急、慢性尿路感染，效果非常显著，甚至用八正散无效者，用本方亦常获良效。本方之创立全得益于刘老之医案。[雷根平.临证用药医案集.北京：中医古籍出版社，2005]

（三）笔者解读

1. 四妙散加味方解

（1）淋证为患，"多因肾虚、膀胱湿热，气化失司，水道不利所致"（《实用中医内科学·淋证》），雷氏经验方即是据此立方，以清热利湿、补益肾气。

（2）通常认为，急性尿路感染为实证，因湿热作祟，治不宜补，而上方仍用牛膝、炒杜仲、炒续断补肾，却"效果非常显著，甚至用八正散无效者，用本方亦常获良效"，这有别于治淋常方，是上方的特别之处。

2. 王幸福经验

王幸福医师言，根据刘氏、雷氏的两篇文章，我结合临床又组成了自己的重用牛膝治疗泌尿系感染方：怀牛膝 30g，黄柏 15g，苍术 10g，生薏苡仁 50g，乳香 5g，炒杜仲 15g，炒续断 15g，当归 15g，苦参 12g，贝母 15g。该方是在雷氏验方的基础上又加入了张仲景的当归贝母苦参丸，临床运用更为妥帖效验。［王幸福 . 杏林求真 . 北京：人民军医出版社，2014］可资借鉴。

三、四逆散合猪苓汤（去阿胶）

（一）概述

1. 组成与用法

柴胡 25g，枳实 25g，白芍 25g，甘草 10g，猪苓 20g，茯苓 20g，泽泻 20g，滑石 20 ～ 30g。

1 剂煎 2 次，服 1 天，分 3 次服。

2. 方解

方以四逆散疏肝理气，调畅气机，而气畅行即能抗邪，柴胡兼能清解热邪，透邪外出；猪苓汤（去阿胶）能利尿通淋。

二方合用，共奏疏肝理气、清解热邪、利尿通淋之功。临床可随证加味。

（二）各家经验举隅

1. 范中林

验案：肖某，女，36岁。四川广汉县某小学教员。

病史：小便不畅已 10 余年，重则尿黄窘迫，欲解不出。尿道灼痛，淋漓不尽。经多方检查治疗，疗效不显。1960 年 8 月来诊。

诊治：每昼夜小便数十次，量极少，有时仅数滴，涩痛，腰及小腹亦觉疼痛；下阴糜烂，白带多；四肢不温；舌尖边红，苔白滑。此为少阴阳郁，气机不利。法宜宣通气机、化阴通腑。以四逆散加味主之。

处方：柴胡 24g，白芍 24g，枳实 24g，甘草 9g，桔梗 30g，茯苓 30g。4 剂。

另以自制九成丹涂下阴患部。

服后小便通利，诸症悉解，下阴糜烂已好转。再以少量丹药涂于患处，半月后获愈。

分析：《伤寒论》云："少阴病，四逆，其人或咳，或悸，或小便不利，或腹中痛……四逆散主之。"本例之小便不利，四肢不温，并腹中痛，为邪入少阴，阳为阴郁，少阴为三阴之枢，邪气滞于中，清浊不分。［范学文.范中林六经辨证医案选.北京：学苑出版社，2007］

2. 何运强

验案： 史某，女，32岁。尿痛、尿频、尿烧灼10余天，伴小腹不适、腰酸、心烦、口渴等症。肌注先锋霉素3天无效。尿常规有少量白细胞和红细胞。舌红，脉数。处方：

柴胡12g，枳实15g，白芍20g，猪苓20g，茯苓20g，泽泻20g，阿胶10g（烊），连翘20g，栀子10g，滑石20g，甘草6g。

4剂痊愈。

临证心得： 黄（煌）师治疗热证之尿路感染，常用四逆散合猪苓汤。其运用四逆散乃效法前贤范中林的经验。两方合用，能很快消除患者的小腹窘迫和尿道刺激症状。余以前治疗湿热型尿路感染多以八正散投之，效失参半。自学习黄师上法后，临床验证，确为此型尿路感染之良法。[何运强.经方实践得失录.北京：中国中医药出版社，2015]

（三）笔者解读

1. 四逆散解

"小便不利"是四逆散所主治的或然症之一，而经方颇具高效，故四逆散治"小便不利"或淋证多有佳效，高建忠先生亦说："我在临床上治疗'热淋'，早期从湿热下注入手，使用时方八正散加减，效果不错。后来从少阳病入手，使用经方柴胡剂加减，效果更好。"[高建忠.临证实录与抄方感悟.北京：中国中医药出版社，2014]

2. 四逆散合猪苓汤（去阿胶）解

（1）使用四逆散治"小便不利"或淋证，还需适当加味，仲景亦言："小便不利者，加茯苓五分。"（《伤寒论》第318条）"加茯苓"昭示应加强利尿通淋。而猪苓汤（去阿胶）既是茯苓的加强版，又善治淋证，如黄煌先生说："我刚学医时，治疗尿路感染，总是想到抑菌消炎，少不了清热利湿的草药；对猪苓汤，就充满了怀疑，因为其中的药物根本就没有体外抑菌功效。我认识猪苓汤，是10多年前的同事李国鼎教授的介绍。他临床常用猪苓汤治疗尿路感染，不过，他不用阿胶，代之以止血的墨旱莲。后来，我也试用，果然有效，这才破了思维定式。"［黄煌.黄煌经方医话（临床篇）.北京：中国中医药出版社，2017］

（2）四逆散合猪苓汤（去阿胶），是"四逆散加茯苓"的加强版，再酌加栀子、连翘、蒲公英等，高效可期。

四、大柴胡汤（《金匮要略》）

（一）概述

1. 组成与用法

柴胡25～40g，大黄10～15g，枳实25g，黄芩15～25g，法半夏15g，白芍25g，生姜10g，大枣10g。

1剂煎2次，服1天，分3次服。

2. 方解

方以柴胡、枳实、大黄行气理气，调畅气机，而气畅行即能抗邪；黄芩合柴胡、大黄清解热邪，黄芩、大黄兼能清解湿热，大黄兼能通利二便；法半夏、生姜和胃降逆；白芍、甘草酸甘缓急。

诸药合用，共奏清解湿热、调畅气机、通利二便之功。临床可随证加减。

（二）各家经验举隅

1. 孙光远

侯某，女，29岁。患者4天前头痛发热，尿频，尿急，尿痛，使用西药消炎退热治疗减轻，今日午后病情加重，发热战栗，腰痛，膀胱刺激征加剧；伴恶心呕吐，纳呆，大便五天未解，尿黄赤，口干，头晕头痛，舌质红，苔黄腻，脉弦数。体温38.9℃。尿检：蛋白（+），红细胞（++），脓细胞（+++）；血象：白细胞23200/mm³，中性85%。

西医诊断：急性肾盂肾炎。

中医诊断：淋证（热淋）。

辨证：膀胱气化失常，湿热内蕴，蒸熏于肾，累及胆胃。

方用：大柴胡汤合八正散加减。

柴胡、大黄、滑石各20g，黄芩、萹蓄、瞿麦、山栀子、白芍各15g，川木通10g，金银花、连翘各30g。

每剂药煮 2 次，混合后分服（第 1 剂分一日 2 次服，以后分为一日 3 次服）。服药 3 剂后退热，便畅，尿频、尿急、尿痛及腰痛皆减轻；再服 3 剂后，症状基本消失，尿常规、血象复查均正常，尚有腰酸、神倦、四肢乏力、纳呆，改方为补脾肾、清热利湿之法。每 3 天查尿常规，尿沉渣试验检查一连 3 次，均为正常而出院。

体会：全方除和下二法之外，实寓有清、消之法。这是一首和攻兼施有效之方剂。［孙光远．大柴胡汤的临床运用．新中医，1988（12）：42］

2. 黄仕沛

香港谭医生之先生，曾于 2012 年初行前列腺微创切除术，自后罹患漏尿，日间须用尿布，苦不堪言。我建议其用大剂麻黄（用至 30g）加入五苓、北芪，症状已大为改善。2012 年 6 月，患泌尿系感染，高热恶寒，39～40℃，少腹痛，小便频急、尿血，曾自服八正散及小柴胡冲剂之类 3 天，症状不减。2012 年 6 月 18 日，谭医生来短信垂询。患者目前仍恶寒高热，少腹痛，大便烂不畅，遂以大柴胡汤合桃核承气汤化裁。

处方：柴胡 45g，黄芩 20g，桃仁 10g，桂枝 10g，赤芍 60g，牡丹皮 15g，黄连 6g，滑石 30g，大黄 15g，甘草 30g。

3 剂热退，诸症悉除。

沛按：桃核承气汤证为"膀胱蓄血"，较一般"蓄水"之小便不利更深一层。［黄仕沛．黄仕沛经方亦步亦趋录（续）．北

京：中国中医药出版社，2017〕

（三）笔者解读

1. 大柴胡汤解

大柴胡汤可看作是四逆散去甘草加大黄、黄芩、半夏、生姜、大枣，在清解湿热、调畅气机、通利二便方面，大柴胡汤远胜四逆散，故大柴胡汤堪为四逆散的加强版。"小便不利"以及淋证亦当是大柴胡汤的或然症或必然症，随证加减，高效可期，上述 2 个验案即为其例。

2. 桃核承气汤解

此方为"下焦蓄血"或"膀胱蓄血"主方。黄氏言："桃核承气汤证为'膀胱蓄血'，较一般'蓄水'之小便不利更深一层。"换言之，"小便不利"重症可视为"膀胱蓄血"，可水血同治，兼以治瘀，第 2 案即为其例。

五、薏苡附子败酱散加味（张琪经验方）

（一）概述

1. 组成与用法

薏苡仁 30g，附子 15 ～ 25g（先煎），败酱草 30g，白花蛇舌草 30g，甘草 10g，川木通 12g，瞿麦 15g，萹蓄 15g。

1 剂煎 2 次，服 1 ～ 2 天，1 天服 3 次。

2. 方解

方以薏苡仁、败酱草、白花蛇舌草清热解毒，利尿通淋；附子扶助阳气；川木通、瞿麦、萹蓄利尿通淋；甘草调和诸药。

诸药合用，共奏扶助阳气、清热解毒、利尿通淋之功。临床可随证加味。

（二）各家经验举隅

张 琪

《金匮要略》薏苡附子败酱散治肠痈。其病机为阳气不足，湿浊停聚，气血壅塞而成痈脓，不可用苦寒下药。本方用附子扶助阳气，败酱草苦寒清热解毒、活血排脓，薏苡仁清热利湿，三药合用治阳虚而痈脓不除。

余据此意治一妇人慢性尿路感染，尿中大量脓球，各类抗生素及消炎药用之无效，终年累月尿路刺激症状不除，痛苦异常求治于余。腰酸畏寒，脉象沉缓，舌润口和。分析此为阳气虚加膀胱热毒成脓所致，单纯清热解毒，不扶助阳气，正不胜邪所以不愈，故予薏苡附子败酱散化裁。

方药：苡仁30g，附子15g，败酱草30g，白花蛇舌草30g，甘草15g，水煎服。

连服6剂，尿路刺激症状大减。继服10剂，尿全部转阴，腰痛、畏寒亦随之消除，从而痊愈。

后以此方治愈类似病人甚多，凡下元寒冷，腰酸痛，恶寒，全身倦怠，尿化验大量白细胞或伴脓球，脉象沉，舌润，辨证属阳虚兼热邪者，用附子配清热解毒药皆效。此类病人长期用抗生素、八正散之类，初有效，继用则无效，缠绵不愈，所见比比皆是。如兼气虚者，可加黄芪 30g；热邪甚者，加木通、瞿麦、萹蓄等。总之，应权衡正邪之轻重变通化裁，以适合病机，则可药到病除。[张琪.张琪临床经验辑要.北京：中国医药科技出版社，1998]

（三）笔者解读

1.由上文可知，凡慢性尿路感染"辨证属阳虚兼热邪者，用附子配清热解毒药皆效"，说明"阳虚兼热邪者"在慢性尿路感染中颇有普遍性，扶助阳气与清热解毒缺一不可。附子之扶助阳气，薏苡仁、败酱草以及白花蛇舌草之清热解毒，功不可没。

2.笔者以张琪经验方治疗顽固难愈的慢性尿路感染，恒加蒲公英 30g，土茯苓 30g，屡治屡效。

【小结】

1. 尿路感染高效普适五方特点

（1）五味消毒饮既能清解热毒，又能利尿通淋，凡实证尿路感染者概可选用。

（2）四妙散加味方标本同治，普适性较强，凡尿路感染者概可选用。

（3）四逆散合猪苓汤（去阿胶）主要适用于实证尿路感染者。

（4）大柴胡汤兼能泻下，主要适用于实证尿路感染者。

（5）薏苡附子败酱散加味，既能扶助阳气，又能清热解毒、利尿通淋，主要适用于虚实夹杂之尿路感染者。

2. 注意事项

（1）凡石淋以及泌尿系结石，不在本节之列。

（2）西医学之淋病也不在本节之列，应首选西医治疗。

更年期综合征

更年期综合征属中医"经断前后诸证"范畴，常表现为月经紊乱，眩晕耳鸣，烘热汗出，面红潮热，烦躁易怒，失眠多梦，或面目肢体浮肿，尿频失禁，腰膝酸软，肢冷便溏等，有轻有重，传统多分型辨治。

笔者以为，下述几方治疗更年期综合征，既有高效性，又有较强的普适性。

一、柴胡桂枝汤加味（余国俊经验方）

（一）概述

1. 组成与用法

柴胡 10g，黄芩 10g，法半夏 10g，党参 15g，桂枝 10g，白芍 20g，炙甘草 6g，大枣 10g，生姜 10g，龙骨 30g，牡蛎 30g，代赭石 30g，茯苓 20g。

1 剂煎 2 次，服 1 天，分 3 次服。

2. 方解

经断前后，天癸将竭，正气不足，阴阳失调，以致太少合病，而见太阳失司，营卫不和，少阳邪客，枢机不利，神志不安。治宜调和营卫，清利少阳；兼以调阴阳，扶正气，安神志。方以桂枝汤调和营卫；小柴胡汤清利少阳枢机；龙骨、牡蛎、代赭石、茯苓镇静安神；小柴胡汤合龙骨、牡蛎兼能燮理阴阳，党参、炙甘草、大枣、茯苓兼能扶助正气。

诸药合用，共奏调和营卫、清利少阳、燮理阴阳、扶助正气、安定神志之功。

（二）各家经验举隅

1. 张春等

柴胡桂枝汤药物组成：柴胡 10～15g，黄芩 8～15g，潞党参 10～15g，法半夏 10～15g，生姜 10g，大枣 10～15g，炙甘草 6～10g，桂枝 10～15g，杭芍 10～15g。每日 1 剂，连服 3 日为 1 个疗程，一般服 1～3 个疗程。

随症加减：心肾不交致烦躁、失眠、多梦症状明显者，合甘麦大枣汤，加龙骨 30g，牡蛎 30g；颜面及双下肢浮肿、大便稀溏、舌淡苔薄白者，加桔梗 15g，枳壳 15g，茯苓 30g，泽泻 15g，淫羊藿 15g；颜面黄褐斑、月经色黑、有血块者，加蒲黄 6g；头晕耳鸣、腰膝酸软者，加菟丝子 15g，续断 15g，怀牛膝 30g，杜仲 15g。

治疗效果：56 例更年期综合征患者中，显效 30 例，占 53.5%；有效 21 例，占 37.5%；无效 5 例，占 9%。

典型病例：张某，49 岁。自诉烦躁、失眠、多梦 2 年余，曾自服中成药六味地黄丸、乌鸡白凤丸等疗效不明显；伴头晕，耳鸣，腰膝酸软无力，恶寒，大便溏，小便尚可，月经量少、色黑有血块，面部黄褐斑。舌淡，苔薄白，脉弦细。首诊给予柴胡桂枝汤加夜交藤 30g，蒲黄 6g，服 3 剂后烦躁、失眠、多梦、恶寒等症状明显好转。

二诊给予柴胡桂枝汤加菟丝子 15g，杜仲 15g，怀牛膝 30g，蒲黄 6g；又服 3 剂，头晕、耳鸣、腰痛明显好转，面部色素沉着变淡。药已中的，守方继服 3 剂，诸症皆除。随访 1 年无复发。

讨论：二方合用能使调和脏腑气血、阴阳之作用得到更好的发挥，故可用于更年期综合征的治疗。[张春.柴胡桂枝汤治疗更年期综合征 56 例.国医论坛，2003，18（6）：10]

2. 余国俊

我验证过很多成方，中医学的"经断前后诸症"，也就是西医学的更年期综合征，怎么治疗？潮热、多汗、心烦、失眠，这些症状，方书责之于阴阳偏虚，或心肾不交，或心脾两虚，或肝郁血虚，头头是道。但是依法选方，效果很慢，有的完全无效，大家也有体会吧？这个更年期综合征的治疗，我苦恼了几十年。几年前的一天，突然又想起张仲景的遗训，"观其脉证，知犯何逆，随证治之"。那一系列症征纷至沓来，休作有时，很像少阳枢机不利，太阳营卫不和，为什么不可以试用柴胡桂枝汤呢？我从 1995 年起，历经 5 年，治疗过 156 例，全部有效。以后凡遇更年期综合征，首先考虑用柴胡桂枝汤。

有一位熟人，49 岁，2001 年 4 月 5 日诊。3 年来月经紊乱，潮热、多汗、心烦、失眠、胸闷，西医妇科诊其为更年期综合征，予服雌激素，诸症均缓解。但停药便复发，体重大增，不敢续服。自购知柏地黄丸、加味逍遥丸（丹栀逍遥丸）、天王补心丹、太太口服液等，服用 2 月余，亦无效。因离我院较远，她就在当地请中医治疗。用的什么方呢？有滋水清肝饮、一贯煎、大补阴丸、二仙汤等，服药时好像有点儿效果，但继续服又无效了。又是诸症纷纭，心烦不安，有时神经兮兮的。

刻诊：患者舌淡红而嫩，有细裂纹，苔薄白，脉弦缓。其人面色红润，若无病之象，但项背垫有毛巾，因不时汗出沾衣，只有垫上毛巾来吸汗。她说，每隔 2 小时左右，便潮热、出汗、胸闷、惊悸、嗳气，十分难受，曾有轻生的念头。

由于有了前车之鉴，我就用柴胡桂枝汤加味了。

处方：柴胡 10g，黄芩 10g，法半夏 10g，泡参 15g，桂枝 10g，白芍 20g，炙甘草 6g，大枣 10g，生姜 10g，生龙骨 30g，生牡蛎 30g，代赭石 30g，茯苓 20g。

用柴胡桂枝汤旋转少阳枢机，化气调阴阳，解肌和营卫；加龙骨安魂，牡蛎定魄，代赭石降胃镇冲，茯苓宁心安神。服 3 剂，诸症大减。患者喜出望外，续服 12 剂，诸症基本消失。以后因情怀不畅，偶有小反复，照服上方 3 剂，便可趋于安宁。她 50 岁绝经，身体较健康。［余国俊 . 余国俊中医师承讲

（三）笔者解读

1. 余氏言，更年期综合征"那一系列症征纷至沓来，休作有时，很像少阳枢机不利、太阳营卫不和"，遂用柴胡桂枝汤加味，"治疗过 156 例，全部有效"。其说切中病机，颇具高效，可资应用。

2. 上述 2 个案例皆是柴胡桂枝汤加味，大抵相似，但余氏之加味更为得当。其是柴胡桂枝汤合柴胡加龙骨牡蛎汤（去大黄），而柴胡加龙骨牡蛎汤向为调神专方。

顺便提一下，柴胡加龙骨牡蛎汤是小柴胡汤去甘草加桂枝、茯苓、龙骨、牡蛎、大黄、铅丹，故桂枝、茯苓、龙骨、牡蛎、大黄、铅丹（铅丹有毒，用代赭石或磁石、石膏代）在调神方面具有重要作用。

二、血府逐瘀汤（《医林改错》）

（一）概述

1. 组成与用法

当归 15g，生地黄 20g，桃仁 15g，红花 12g，枳壳 15g，牛膝 15g，川芎 15g，柴胡 15g，赤芍 15g，甘草 10g，桔梗 15g。

1 剂煎 2 次，服 1～2 天，1 天服 3 次。

2. 方解

方以当归、桃仁、红花、川芎、赤芍、牛膝活血化瘀，兼以行气；柴胡、枳壳、桔梗疏利气机，兼以行血；生地凉血清热，甘草调和诸药。

诸药合用，共奏活血化瘀、疏利气机之功。临床可随证加味。

（二）各家经验举隅

1. 柴雅倩

血府逐瘀汤：当归、生地、桃仁各 10g，红花 9g，赤芍 15g，枳壳 10g，柴胡 12g，川芎 10g，桔梗 6g，川牛膝 9g，甘草 6g。

辨证加减：头晕、头痛，加菊花 10g，天麻 9g；恶心、纳差，加陈皮、半夏各 9g；胁肋痛，加川楝子、延胡索各 9g；胸闷叹息，加佛手 10g，郁金 9g；口苦咽干、便干溲赤、舌红苔黄、脉弦数，加龙胆草 12g，栀子 10g，生地 15g；心悸失眠，加夜交藤 30g，酸枣仁、远志各 10g；肾虚腰痛，加续断、桑寄生各 10g。水煎服，每日 1 剂，日 2 次，6 天为 1 个疗程。

结果：在本组 26 例更年期综合征患者中，痊愈 21 例，占 80.8%；显效 3 例，占 11.5%；无效 2 例，占 7.7%。总有效率 92.3%。服药最多 30 剂，最少 6 剂，平均 18 剂。收效时间最快 6 天，最慢 12 天，平均 9 天。

讨论：血府逐瘀汤为妇科常用的方剂之一，本药无不良反应，且有明显的调节神经、内分泌，改善微循环的作用，在临床应用中对更年期综合征患者的治疗确有独到之处，疗效确切，值得临床推广使用。［柴雅倩.血府逐瘀汤治疗更年期综合征26例.吉林中医药，2003，23（1）：22］

2. 郭洪仁

所有更年期综合征病例均采用血府逐瘀汤加减治疗。方药：当归、生地黄、桃仁、红花、甘草、枳壳、赤芍、柴胡、川芎、桔梗、牛膝、女贞子、旱莲草、沙参、百合。

药量除女贞子、旱莲草用50g外，余药用15～20g。服药方法：水煎服，日服2次。

治疗效果：本组97例，疗程最短7天，服药5剂，最长服25剂。治愈67例，占69%；好转28例，占29%；无效2例，占2%。总有效率为98%。

典型病例：刘某，女，50岁。1990年11月10日初诊。

主诉：绝经半年，自觉心慌气短，失眠多梦，烦躁易怒，乳房胀痛，身热时汗出，脉弦细，舌淡红，苔薄白。本证属心肾阴虚，兼肝气不舒。治宜交通心肾，滋补肾阴，活血化瘀理气。基本方加减，服药5剂病愈，1月后随访未复发。

体会：妇女在绝经期前后，肾阴亏虚，所以从肾、肝、心三脏论治，调节机体阴阳，活血化瘀，从而取得满意疗效。［郭洪仁.血府逐瘀汤治疗更年期综合征97例.河南中医，2003，23（10）：33］

（三）笔者解读

1. 更年期综合征基本病机与治则解

（1）此病症状复杂。常表现为头晕耳鸣，面红潮热，乍寒乍热，烘热汗出，烦躁易怒或情绪低落，悲伤欲哭，头痛头胀，失眠多梦，口干口苦，易惊，心慌，气短，胸闷，叹息，多属精神情志失调或神经功能紊乱。而"血者，神气也"（《灵枢·营卫生会》）"血气者，人之神"（《素问·八正神明论》），血气与精神情志或神经功能密切相关，故更年期综合征常为血气不和所致。

（2）《素问·调经论》云："血气不和，百病乃变化而生。"说明血气不和，会导致若干病证，包括某些更年期综合征。

（3）《素问·至真要大论》云："疏其血气，令其调达，而致和平。"故更年期综合征的治疗，亟需活血调气。

2. 血府逐瘀汤解

此方有活血化瘀、疏利气机之功，颇能活血调气，遂可用治更年期综合征，随证加减，高效可期。上述2个临床报道，即为其例。

3. 活血化瘀法解

活血化瘀法颇能行血。一方面，血与气不可分割，血必载气，有血必有气，故活血化瘀法所行的"血"，其实是"血和气"；另一方面，气以行血，血赖气行，气行则血行，活血化瘀法必通过行气才能行血。可见，活血化瘀除能行血外，还能行气。

三、葆青汤（王幸福经验方）

（一）概述

1. 组成与用法

淫羊藿 10g，仙茅 6g，巴戟天 10g，黄柏 30g，知母 30g，当归 10g，女贞子 15g，墨旱莲 15g，百合 30g，生地黄 30g，浮小麦 30g，生龙骨 30g，生牡蛎 30g，山茱萸 20g，五味子 12g，麦冬 25g，怀牛膝 15g，生甘草 10g，北沙参 30g，大枣 12 枚。

1 剂煎 2 次，服 1～2 天，1 天服 3 次。

2. 方解

方以淫羊藿、仙茅、巴戟天补益肾阳；女贞子、墨旱莲、山茱萸、生地补益肾阴；百合、北沙参、麦冬、五味子补益肺阴；知母、黄柏滋阴降火；甘草、浮小麦、大枣养心安神，和中缓急；龙骨、牡蛎潜阳安神；当归、怀牛膝活血；甘草兼以调和诸药。

诸药合用，共奏调复阴阳、降火潜阳、安神和中之功。

（二）各家经验举隅

王幸福

葆青汤一拟出，拿到临床上验证，一试即灵。运用于妇女更年期综合征的调理，疗效大大提高。治疗此类患者十愈八九，可以说是一个高效方子。

该方集中了二仙汤、二至丸、百合地黄汤、生脉散、甘麦大枣汤、桂枝龙牡汤等，集调阴阳、滋心阴、平肝阳、缓肝急于一方，功用强大，照顾面广。

验案：患者，女，48岁。经朋友介绍来诊。人面红黑，略瘦，一见面就滔滔不绝地说起来，说最近一段时间，心烦躁急，老是看啥都不顺眼，听啥都不顺耳，没事找事，老是和家人吵架；平时还阵阵烘热，出汗，心悸，失眠多梦，大便干结，月经已半年多未来。舌淡红，口干口苦，脉象双关浮滑，左尺沉濡。在一位老中医处服过一段时间中药，没有明显的改善。典型的更年期综合征。

处方：淫羊藿10g，仙茅6g，巴戟天10g，肉苁蓉30g，黄柏30g，知母30g，当归10g，女贞子15g，墨旱莲15g，浮小麦30g，五味子12g，麦冬25g，北沙参30g，牡丹皮15g，栀子18g，生龙骨、生牡蛎各30g，怀牛膝15g，百合30g，生地黄30g，生甘草10g，大枣12枚。7剂，水煎服，每日3次。

1周后复诊：烘热、出汗、心悸、烦躁减轻许多，大便也不干了。效不更方，续服7剂，患者基本好转。又服10剂，诸症消失而痊愈。

此证因有心烦易怒，故加入牡丹皮、栀子；大便干结，故加肉苁蓉，此乃活法。如失眠多梦严重者，还可加入酸枣仁、

白薇等。[王幸福. 杏林薪传. 北京：中国科学技术出版社，2018]

（三）笔者解读

1. 王氏言，葆青汤治疗更年期综合征"十愈八九"。笔者虽没用过此方，但屡用王氏自拟方或推荐方，基本上都有佳效。此方亦当不会例外，遂予推荐。

2. 葆青汤聚合了6个小方，其制方思路是："考虑此病的病状病机，我还是用老办法，集中有效方剂，重复杂合组成效方。此方法乃唐代大医孙思邈的做法，我屡用屡效。"（王幸福语）说明遇到疑难杂症，可将一些有效方剂有机组合，这是一个创制高效方剂的路子，值得借鉴。

四、蒿芩清胆汤加减（王洪图经验方）

（一）概述

1. 组成与用法

青蒿10g，黄芩12g，竹茹10g，滑石10g，炒枳壳10g，茯苓12g，荷叶8g，制半夏10g，吴茱萸6g，女贞子15g，旱莲草15g，续断15g，炒白术6g，生甘草6g，青黛10g（包）。

1剂煎2次，服1天，分3次服。

2. 方解

王洪图先生辨更年期综合征为脾（气）肾（阴）不足，肝胆痰热内扰。方以青蒿、黄芩、青黛、竹茹、滑石、荷叶清泄肝胆郁热；白术、茯苓、甘草、女贞子、旱莲草、续断培补脾（气）肾（阴）；枳壳、制半夏合竹茹行气燥湿化痰；吴茱萸合制半夏降浊。

诸药合用，共奏清泄肝胆痰热、培补脾（气）肾（阴）之功。临床可随证加减。

（二）各家经验举隅

1. 王洪图

验案：段某，女，50岁。1989年11月25日初诊。头晕痛，干呕吐涎沫，口干唇裂，时冷时热，阵阵汗出，悲伤欲哭，病已2年。月经已闭止年余。舌苔薄白略腻，右脉缓，左脉濡。

证属脾肾不足，肝胆痰热内扰。本虚标实之候，治标为先，兼以固本。以蒿芩清胆汤加减。

青蒿10g，枯黄芩12g，淡竹茹8g，滑石10g，炒枳壳10g，云茯苓12g，荷叶8g，清半夏10g，吴萸6g，女贞子10g，旱莲草10g，续断15g，炒白术6g，生甘草6g，青黛10g（包）。

4剂，每日1剂，水煎服。

12月2日再诊：药后诸症悉减，头晕头痛及阵热汗出已除。上方去滑石、青黛；加淮小麦20g，大枣10枚。4剂，服法同前。

诸症皆除，嘱每日晨服 4g 参苓白术丸，晚服 1 粒六味地黄丸以固其脾肾。

发挥：此例似属西医学所称之"更年期综合征"，我们治疗此病，原曾用二仙汤加味，少数病例有效，但多数患者服药后出现心烦加重；继用逍遥散为主加补肾之品，效果亦欠佳。及至 20 世纪 80 年代初，见其有"寒热阵作""烦躁眩晕"等症状，乃悟肝胆痰热内扰，而选用蒿芩清胆汤为主。然而其病之本则在于肾虚，因此须用补肾之药，但选用药物则不宜过热，故以续断、女贞子、旱莲草等益肾气、养肾阴，每获满意疗效。

[王洪图 . 王洪图内经临证发挥 . 北京：人民卫生出版社，2006]

2. 旷云祥

更年期综合征临床常见以胸闷善太息，呕恶口苦，多梦易惊，头痛背强，乍寒乍热为主者，辨证又有别于肾之阴阳虚或肝阳偏旺者，予以蒿芩清胆汤治疗，则效如桴鼓。

典型病例 蔡某，女，48 岁。1999 年 3 月 2 日就诊。一年来，月经紊乱，或三月一至，或一月二至，近 3 个月月经未来。月经色暗红量少，常感胸闷不舒，乍寒乍热，多汗、齐颈而返，头昏胀作痛，多梦易醒，口苦口腻，纳呆恶心，舌质红，苔中根白黄腻，脉濡。曾予以复方益康宁、谷维素、盐酸氟桂嗪及中药疏肝理气、清热利湿治疗，但症状缓解不明显。证属胆热夹痰。治以清胆和胃，化痰安神。

处方：青蒿 6g，黄芩 12g，枳壳 12g，陈皮 9g，半夏 9g，茯苓 15g（后下），白豆蔻 8g，滑石 18g，郁金 12g，竹茹 30g，酸枣仁 12g，龙骨 15g，甘草 3g。3 剂，水煎服。

二诊（3月6日）：自感多汗、口苦口腻、呕恶头痛大减，仍感多梦，胸闷不舒，舌微红，苔白腻，脉弦。

处方：上方去白豆蔻、青蒿；加香附 6g，茜草 15g；改黄芩 10g，滑石 10g，2 剂。

三诊（3月11日）：自诉多汗止，精神、食欲、睡眠明显好转，以健脾化湿法调肝善后，方用逍遥散加减。随访 5 个月，未见复发。

体会：临床辨证，凡水谷之消化、精神情志等病理改变，也可责之于胆，而不拘泥于肝、肾。[旷云祥.蒿芩清胆汤治疗更年期综合征.中医药学报，2007（3）：64]

（三）笔者解读

1. 妇女经断前后，天癸将竭，正气不足，阴阳失调，邪气内生，王洪图先生辨为"脾（气）肾（阴）不足，肝胆痰热内扰"。从治疗结果看，此论亦颇符合更年期综合征病机。

2. 上述 2 则验案皆是用蒿芩清胆汤加减，但王氏之加味"治标为先，兼以固本"，标本兼治，更为允当，可资借鉴。

【小结】

1. 更年期综合征高效普适四方特点

（1）柴胡桂枝汤加味药性平和，普适性很强，凡更年期综合征者概可选用。

（2）血府逐瘀汤普适性较强，尤宜于瘀血见症明显或血气不和所致者。

（3）葆青汤"功用强大，照顾面广"，普适性颇强，凡更年期综合征者概可选用。

（4）蒿芩清胆汤加味能清泄肝胆痰热，尤宜于肝胆痰热内扰者。

2. 注意事项

应嘱患者定期做妇科检查及防癌检查。

痛　经

妇女正值经期或行经前后，出现周期性小腹疼痛或痛引腰骶，甚则剧痛至昏厥者，称为"痛经""经行腹痛"。若月经初潮即周期性出现小腹疼痛者，常属"原发性痛经"；在育龄期发病者，常为"继发性痛经"。此病中医亦称"痛经"，或称"经行腹痛"，传统多分型辨治。

笔者以为，下述几方治疗痛经，既有高效性，又有较强的普适性。

一、膈下逐瘀汤（《医林改错》）

（一）概述

1. 组成与用法

桃仁 15g，红花 15g，赤芍 15g，川芎 15g，当归 15g，五灵脂 15g，延胡索 15g，丹皮 15g，乌药 15～25g，香附 15～30g，枳壳 15～25g，甘草 10g。

1 剂煎 2 次，服 1～2 天，1 天服 3 次。

2. 方解

方以桃仁、红花、赤芍、川芎、当归、五灵脂、延胡索、牡丹皮活血祛瘀，兼以行气；乌药、香附、枳壳行气理气，兼以行血；甘草调和诸药。

诸药合用，共奏活血祛瘀、行气理气之功。临床可随证加味。

（二）各家经验举隅

1. 张惠珍

膈下逐瘀汤实乃治痛经之良方，我治疗痛经数以千计，以气滞血瘀证最为多见，用此方无需变动，往往应手取效，只是视气滞、血滞之偏盛，做药量增减。若气滞偏盛，则加重理气药香附、乌药、枳壳的剂量；若偏重血瘀，则加大红花、桃仁、五灵脂等的剂量。

我在治疗痛经的其他证型中，依据王氏精神灵活化裁。如属瘀热痛经者，则去乌药、香附，加生地黄、黄连；如属寒湿凝滞证，则去牡丹皮、赤芍，加吴茱萸、附片、苍术等。

如治蔡女，19岁，未婚。经行剧烈腹痛，或绞痛，或刀割样痛，喜暖喜按，严重时晕厥休克；经色紫红，有片状烂肉样血块。舌苔白滑，脉弦紧。曾于西医妇科诊为膜性痛经，数次西药治疗罔效而求余诊治。

处方：五灵脂12g，当归10g，桃仁10g，红花10g，肉桂5g（后下），香附10g，吴萸6g，延胡索10g，制附片10g，乌药 10g，炙甘草 6g，川芎 8g，苍术 10g。

患者于经前 2 天开始服，连用 5 天，下月如前法用之，症状一次比一次减轻，连用 4 个周期，痛经告愈。

实证痛经以此方加减治疗是我所常用，对于虚证痛经亦往往配合此方灵活运用……此种瘀虽不如实证瘀结之甚，然而也属血滞不畅，故治疗此类痛经，活血化瘀法不可废，只是药味宜少，剂量宜轻，另加补气血药物。临证中去五灵脂、桃仁、丹皮，加黄芪、党参、熟地，此乃仿补阳还五汤之意，采取益气活血法，使正气充实，帅血运行，则经行通畅。［张惠珍. 膈下逐瘀汤治疗痛经心得. 江西中医药，1995（增刊）：105］

2. 李艳荣

临床资料： 本组 80 例痛经患者，年龄最大 45 岁，最小 18 岁；已婚 55 例，未婚 25 例；病程最长 3 年，最短 2 ～ 3 个月。

膈下逐瘀汤方药： 桃仁 15g，红花 15g，牡丹皮 15g，赤芍 15g，乌药 15g，延胡索 15g，甘草 15g，当归 15g，枳壳 15g，川芎 15g，五灵脂 15g，香附 15g。

每日 1 剂，日服 2 次，经前 5 ～ 7 天服药，来潮停药。如腹胀痛重者，乌药加至 25g；胸胁、乳房胀痛，加青皮 15g；情志抑郁者，加香附至 30g；腹胀血块多，加坤草 30g；滞而兼热，加生地黄 20g，牡丹皮、赤芍各加至 20g。

结果： 80 例中，治愈 72 例，好转 6 例，无效 2 例，治愈率 90%，总有效率 97.5%；轻者用药 2 ～ 5 剂，重者 7 ～ 10 剂；

1 个疗程治愈 55 例，2 个疗程治愈 22 例，3 个疗程治愈 1 例。

另：伴乳房胀痛 46 例，症状消失 34 例，好转 12 例；经色暗紫有血块 35 例，用药 1 个疗程后血色正常，血块消失 20 例，2 个疗程 15 例；月经先后不定期 28 例，用药后恢复正常 27 例，好转 1 例；月经期 5 ～ 7 天不净 30 例，用药后经期恢复正常，其他症状消失 29 例。

讨论： 本方不仅能缓解痛经症状，还能调节月经量、色、质的异常，治疗效果显著，无副作用。[李艳荣 . 膈下逐瘀汤治疗痛经的临床观察 . 水电医学杂志，1996（3）：18]

（三）笔者解读

1. 膈下逐瘀汤解

此方颇能活血行气，而痛经"以气滞血瘀证最为多见"，用此方"往往应手取效"；再随证加减，用治各型痛经亦有高效。上述 2 个临床报道即为其例。

2. 活血化瘀法不可废

张氏言，治疗虚证痛经"活血化瘀法不可废"，确为的当之言。员氏亦认为"验之临床，补法治疗痛经疗效十分有限，而属'泻'范畴的理气活血法却广泛适应于痛经的治疗"。笔者曾对 7 例"虚证"痛经者有意识地应用相应补法治疗，均未见显效，相反对其中复诊者 4 例抛开虚象，予理气活血治疗，效果满意。因此，从虚论治痛经，既是对胞宫藏泻理论的不理解，又是对临床疗效的无视。诚然，有些痛经患者兼有虚象，但其

间无本质联系。因此，主张"痛经不宜用补法。"[员清亮.痛经用药思路与心得.山东中医杂志，1997，16（7）：291]

3. 温里法（药）解

笔者以为，治疗痛经，温里法（药）不可或缺。

（1）观察痛经可知，痛经兼见寒象者为数不少，若疼痛较剧，更常伴有寒象，如面色苍白、冷汗淋漓、四肢厥冷等，故温里（药）不可或缺，疼痛愈重，愈不可缺。员氏亦认为："临床上单纯气血瘀滞之痛经并非多数，更多见者是寒凝胞宫进而导致胞宫气血瘀滞。因此，治疗宜在理气活血的基础上加入温宫散寒药作为补充。同时，除典型热象者外，用药均宜温热而以防留瘀，典型热象者临床罕见，遇之亦不能过用寒凉。"[员清亮.痛经用药思路与心得.山东中医杂志，1997，16（7）：291]

（2）《素问·调经论》云："血气者，喜温而恶寒，寒则泣而不流，温则消而去之。"故血气有"喜温恶寒，温行凉凝"的特性，温里法（药）遂有祛里寒、行血气之功，有寒则兼以祛寒，无寒则专以行气行血，这是温里法（药）的固有作用。

4. 临证体悟

（1）膈下逐瘀汤未含温里药，临证可酌加二三味，如小茴香、桂枝、干姜、吴茱萸、肉桂、高良姜、胡芦巴、川椒等。甚或加制附子，有寒则兼以祛寒，无寒则专以行气行血，多能提高疗效。

（2）痛经的服药法：不甚顽固者，可于"经前5～7天服药，来潮停药"；而顽固难愈者，即使月经来潮，仍应继服2～3天。

二、温经行气法（云辉霞经验方）

（一）概述

1. 组成与用法

当归尾30g，赤芍15g，川芎10g，川楝子15g，荔枝核12g，橘核12g，胡芦巴15g，小茴香15g，乌药10g，香附20g，郁金20g，延胡索10g，五灵脂20g，干姜10g，川椒5g，吴茱萸4g，益智仁20g，高良姜10g，桃仁10g，红花6g，白芍30g。

1剂煎2次，服2天，1天服3次。

2. 方解

方以当归尾、赤芍、川芎、桃仁、红花、郁金、延胡索、五灵脂活血祛瘀，兼以行气；川楝子、荔枝核、橘核、乌药、香附行气理气，兼以行血；胡芦巴、小茴香、干姜、川椒、吴茱萸、益智仁、高良姜温里祛寒，兼以行气行血；白芍缓急止痛。

诸药合用，共奏活血祛瘀、行气理气、温里祛寒之功。

（二）各家经验举隅

云辉霞

温经行气法方药组成：见前上。服药方法：上药用热水煎，空腹热服，每日 1 剂，分两煎。每次月经前 2 ～ 3 天服此药 2 ～ 3 剂即可。平素可不必服药。用此方调理 3 ～ 4 个月经周期即可。

治疗结果：225 例均获治愈。其中 218 例仅治疗 2 个月经周期，4 剂药即治愈。7 例治疗 4 个月经周期，8 剂药治愈。治疗效果显著。

典型病例：刘某，女，15 岁，学生。月经来潮第 1 天小腹胀痛剧烈；伴恶心，冷汗淋漓，呻吟不止，辗转不安。给以上方 2 剂，病痛消失。下次月经来潮前 2 天，仍给以上方 2 剂，无痛经发作。至今 3 年，再未发作。

讨论：该病的基本病机为气滞血瘀伴寒凝胞中，即俗称的"下寒"为主。因此，治疗方面应行气活血暖宫。［云辉霞 . 温经行气法治疗痛经 225 例 . 内蒙古中医药，2003（增刊）：7］

（三）**笔者解读**

1. 温经行气法（方）解

此方集聚活血、理气、温里三法，而三法均能活血行气，遂有较强的活血行气、温里祛寒作用，多能解除"气滞血瘀，寒凝胞中"，用治痛经遂有高效。

2. 临证体悟

（1）此方配伍合理，疗效卓著，可资应用。

（2）温经行气法（方）药味较多，达 21 味，1 剂服 2 天，1 天服 3 次，一样的有高效。

三、全息汤（薛振声经验方）

（一）概述

1. 组成与用法

柴胡 12g，桂枝 10g，白芍 10g，瓜蒌 10g，薤白 10g，枳实 10g，苍术 10g，陈皮 10g，厚朴 10g，白术 10g，茯苓 10g，猪苓 10g，泽泻 12g，生地黄 10g，牡丹皮 10g，甘草 10g，生姜 10g，大枣 10g。

治痛经恒加当归 10g，川芎 10g，川楝子 10g，延胡索 10g。1 剂煎 2 次，服 1～2 天，1 天服 3 次。

2. 方解

方以柴胡、薤白、枳实、陈皮、厚朴、川楝子、瓜蒌行气理气，兼以行血；丹皮、当归、川芎、元胡活血祛瘀，兼以行气；桂枝、生姜温通血脉；五苓散（桂枝、白术、茯苓、猪苓、泽泻）、苍术通阳化气，利水渗湿；白芍、甘草酸甘化阴，缓急止痛；生地黄养阴凉血，防温燥太过；甘草、大枣调和诸药。

诸药合用，共奏活血行气、利湿温里之功。

（二）各家经验举隅

胡代禄

有 3 年时间，我在一个临街的诊室工作，诊室不大，却有西医外科、妇产科等，遇到西医妇产科治疗效果不好的病人，有时我会用中药治疗，其中就有痛经患者。

那是一个 15 岁的初中女生，每月都因痛经找本诊室的西医妇产科医师治疗，几个月过去，没有效果，每次行经还是量少不畅，小腹剧痛，面色苍白，冷汗淋漓，严重影响上学，舌脉无明显异常，即按《十年一剑全息汤》所说，予全息汤加当归、川芎、川楝子、延胡索。

柴胡 12g，桂枝 10g，白芍 10g，瓜蒌 10g，薤白 10g，枳实 10g，苍术 10g，陈皮 10g，厚朴 10g，白术 10g，茯苓 10g，猪苓 10g，泽泻 12g，生地黄 10g，牡丹皮 10g，甘草 10g，生姜 10g，大枣 10g，当归 10g，川芎 10g，川楝子 10g，元胡 10g。

3 剂，1 剂煎 2 次，服 2 天，1 天服 3 次。

2 剂服完，疼痛全消。下次月经来潮前 6 天，仍予上方 3 剂，痛经未作，共用 3 个月经周期，痛经再未发作。其后，患者又介绍几个患痛经的同学来诊，治疗过程及效果同此案一样，全息汤确有高效。

（三）笔者解读

1. 全息汤解

（1）此方看似驳杂，却井然有序，含有小柴胡汤（取基础药柴胡、甘草）、桂枝汤（全方）、枳实薤白桂枝汤（全方）、平胃散（全方）、五苓散（全方），再加生地、丹皮。之所以采用上方，薛老认为"表证最基本的病理特征是风寒，治疗首选桂枝汤""上焦证最基本的病理特征是痰凝气滞，治疗上焦证首选枳实薤白桂枝汤""中焦证最基本的病理特征是湿困，治疗中焦证首选平胃散""下焦证最基本的病理特征是水停，治疗下焦证首选五苓散""血分证最基本的病理特征是血热、血瘀，治疗血分证首选生地、丹皮"。

"把上述各方药串联起来，就成了治疗各种疾病的复方组合"。这就是全息汤基础方：柴胡 12g，桂枝 10g，白芍 10g，瓜蒌 10g，薤白 10g，枳实 10g，苍术 10g，陈皮 10g，厚朴 10g，白术 10g，茯苓 10g，猪苓 10g，泽泻 12g，生地黄 10g，牡丹皮 10g，甘草 10g，生姜 10g，大枣 10g。

"此方可调整整体功能，用于治疗各种疾病""使用时要根据病情适当加减"。［薛振声 . 十年一剑全息汤 . 北京：中国中医药出版社，2004 ］

（2）薛振声老中医习用全息汤加当归、川芎、川楝子、延胡索各 10g 治疗痛经，认为"用以上方法治疗痛经，效果良好。对引起继发性痛经的原发病也有治疗作用，且可改善体质，减少复发"。

2. 临证体悟

笔者屡用全息汤治疗腹痛类病证，恒有高效。此方奥妙较多，这里只说二点。

（1）理气药较多，计有 7 味（柴胡、薤白、枳实、陈皮、厚朴、川楝子、瓜蒌），遂有较强的行气理气作用。

（2）以五苓散、苍术通阳化气，利水渗湿，而水血同源，血不利（血瘀）可致水不利，水不利可加重血不利（血瘀），故活血祛瘀常需辅以利水渗湿。冯世纶先生亦认为："女子久病，随着瘀滞的流通，治疗需要顾及水血之变，故合用当归芍药散。"［高建忠.临证实录与抄方感悟.北京：中国中医药出版社，2014］当归芍药散中就伍有利水渗湿的茯苓、泽泻。因此，以活血理气治疗血瘀类病证，应配以利水渗湿药，以给瘀血、水湿出路，多能提高疗效。全息汤颇能活血理气利水，治疗痛经遂有高效。

四、独一味胶囊

（一）概述

1. 组成与用法

独一味。

每次 3 粒，每日 3 次，来月经前 7 天服用，疗程 1 周，连用 3 个月经周期。

2. 方解

独一味具有活血止痛、化瘀止血功效，常可用治痛经以及手术后的刀口疼痛、外伤骨折、筋骨扭伤等。

（二）各家经验举隅

1. 邓存国

治疗方法： 独一味胶囊，每日 3 次，每次 3 粒（每粒 0.3g），均于经前 1 天服药。7 天为 1 个疗程，连服 3 个月经周期，停药观察 3 个月，然后判定疗效。

治疗结果： 本组 68 例痛经患者，治愈 54 例，有效 12 例，无效 2 例，总有效率为 97%。

典型病例： 王某，女，20 岁，未婚。2003 年 6 月 21 日初诊。经期少腹胀痛 5 年，加重半年。15 岁时月经初潮，经期 6 天左右，由初潮始，每届经期前下腹部胀痛难忍，痛剧时肢冷汗出，面色苍白，恶心，必用止痛药方能缓解，近来用止痛药物亦难奏效。舌质黯、边有瘀点，脉沉涩。证属气滞血瘀，治以活血化瘀、理气止痛，予独一味胶囊，每次 3 粒，1 日 3 次，连服 7 日，疼痛锐减。嘱其从下次月经来潮前 1 天开始，服上药 7 天，连服 3 个月经周期，痛经消失，诸症悉除。随访 1 年，未再复发。

讨论： 药理实验表明，独一味具有活血化瘀、镇痛、止血、消肿、抗炎和增强人体免疫功能的作用。［邓存国. 藏药独一味胶囊治疗痛经 68 例. 中国民族医药杂志，2006（1）：10］

2. 王幸福

独一味主要功能为活血止痛，化瘀止血。一般用于多种外科手术后的刀口疼痛及出血，外伤骨折，筋骨扭伤。其实它的作用不仅如此，还是一味治疗妇女痛经的良药。我在临床上运用多年，既方便又有效，深受痛经患者的喜爱。

方法：口服藏药独一味胶囊，每次3粒，每日3次，疗程1周，来月经前7天服用，或必要时服，连服3次，3个月即愈。

药理分析：独一味的提取物含总黄酮和皂苷，能缓解肌肉痉挛，扩张血管，增加盆腔血流量，达到"通则不痛"的目的，因此，治疗痛经疗效满意。独一味胶囊不仅具有止痛作用，还是止血、抗菌、抗肿瘤的新药。不仅治疗痛经，还可以治疗崩漏、月经过多、带下、盆腔瘀血综合征、子宫内膜异位症、腺肌病、子宫肌瘤、乳腺炎、乳腺小叶增生、乳腺纤维瘤等妇科疾病，疗效都令人满意。

验案：祁某，女，18岁。自14岁初潮以来，每次来月经时都小腹剧痛，坐卧不宁，痛不欲生。经妇科检查，已排除器质性疾病，认为系内分泌失调所为。西医予以各种止痛药不效，求中医治疗多年也是未能治愈，且不愿服汤药。鉴于该女孩不愿服中药汤剂，且又要上大学，思之片刻，为其开了3个疗程的独一味胶囊。第一次就减轻了痛苦，连着3个月，服3次药，即治愈多年痼疾。

按：临床上我治疗妇女痛经，多用当归芍药散合桂枝茯苓丸加减，但对于一些单纯性的痛经亦爱用些中西成药治疗，效果亦佳。独一味胶囊就是其中的一种，故此推荐。需要说明的是，复杂性的痛经还是要综合治疗。［王幸福．医灯续传．北京：中国科学技术出版社，2018］

（三）笔者解读

1. 独一味胶囊的成分单一，只有一种药。独一味是一种草药，也是一种藏药，《中药大辞典》言其"活血祛瘀，消肿止痛。治跌打筋骨损伤，闪腰挫气"。

2. 中医用单味药治病称为"单行"，其针对性和药物功效均较强，独一味胶囊治疗痛经即属其例。

【小结】

1. 痛经高效普适四方特点

（1）膈下逐瘀汤颇能活血行气，普适性较强，凡痛经者概可选用。

（2）温经行气法（方）集聚活血、理气、温里三法，普适性较强，凡痛经者概可选用。

（3）全息汤聚合多个方剂，普适性较强，凡痛经者概可选用。

（4）独一味胶囊主要适用于单纯性痛经者。

2. 注意事项

病情严重者，需配合西医治疗。

崩 漏

崩漏是指经血非时暴下不止或淋漓不尽，前者又称崩中或经崩，后者又称漏下或经漏，二者表象有异，但其内在机理却大致相同，传统多分型辨治。

笔者以为，下述几方治疗崩漏，既有高效性，又有较强的普适性。

一、三味妙药（张志远经验方）

（一）概述

1. 组成与用法

地榆 30g，贯众 30g，白头翁 30g。

1 剂煎 2 次，服 1 天，分 3 次服。

2. 方解

方以地榆、贯众、白头翁三药合用，凉血、凝血、止血作用颇强。可酌加活血化瘀之品，以行血止血，又防寒凉留瘀。

（二）各家经验举隅

1. 张志远

我在（临床治疗崩漏）实践中，一方面采用历代文献收录之方，也注意作用较强、疗效明显的药物，如田三七、蒲黄、小蓟、紫草、旱莲草、阿胶、生地、黄芩、侧柏叶、丹皮、鸡冠花、赤芍、茜草等。但从事医学临床五十载，最富有心得而效果十分彰著者，则首推地榆、贯众、白头翁。

这3味药物皆为苦寒之品，有凉血作用，《神农本草经》《名医别录》《日华子本草》《本草纲目》均言其有治崩漏之力。它们在止血方面的区别是：地榆味酸偏于收敛；贯众促进宫缩，侧重清热解毒；白头翁祛瘀生新，兼消积聚。配伍之后，不仅能清热泄火，尚有"涩以固脱"和祛瘀生新相辅相成的特殊功能。用量视具体情况而定，一般用 15～30g，最大量可用至 50g，每日 1 剂，连服 5 剂。出血已停，减去 1/2 的量，再服 3～5 剂以巩固之。而后则改用四物汤加减为基础，增入养肝益肾调理冲任之品以恢复月经周期。

曾见一位 30 余岁妇女，患崩漏 4 年，西医诊为功能性子宫出血，经多法医治，时止时发，终未获痊。此次血出不止，血顺腿流，乃给以黄连解毒汤加地榆 30g，贯众、白头翁各 36g，3 剂血即止；复诊更方减半，善后用补益冲任药物收功。过了 10 年于泰安相遇，彼云已彻底治愈，月经已正常，周期按时来潮了。

经验告诉，地榆、贯众、白头翁对血热妄行之崩漏证，不仅治标，也可治本，主要是取其凉血作用，使血行"遇寒则凝"、火去"妄出自息"而获治愈目的。通过多年临床观察，实际效果常超越其他同类药物，且符合验、便、廉的应用标准，值得予以重点研究，向医界推广。[张志远.三味妙药治崩漏.新中医，1991（4）：18]

2. 胡代禄

验案： 某女，30岁。患功能性子宫出血数月，每次延续10余天，初时量多，继而漏下不止，迭用西药无效。刻诊：面色不华，精神委顿，经血量多，乃予三味妙药方，考虑到"止血勿留瘀""凝血勿致瘀"，遂在上方中加活血化瘀药。

处方：地榆30g，贯众30g，白头翁30g，益母草18g，茜草6g，蒲黄6g，川芎6g，丹参6g，赤芍6g。

1剂煎2次，服1～2天，1天服3次。

方以地榆、贯众、白头翁凉血凝血以止血；益母草、茜草、蒲黄、川芎、丹参、赤芍活血化瘀，既防留瘀，又能引血归经、行血止血。

患者丈夫愈病心切，嘱其妻频频服药，不计次数，1剂药只服了1天，即获显效，下血大减。继以上方2剂，嘱1剂服2天，服毕崩漏即愈，随访半年未复发。

（三）笔者解读

1. 三味妙药解

由"血气者，喜温而恶寒，寒则泣不能流，温则消而去之"（《素问·调经论》）可知，血具有"温行寒凝"的特性，遇温热则流通畅行，遇寒凉则凝泣不流，故火热可迫血妄行，寒凉能凝血止血，颇具寒凉之性的"三味妙药"（地榆、贯众、白头翁）遂有较强的凉血凝血以止血的作用，故可用治崩漏且有佳效。

2. 临证体悟

（1）笔者治崩漏，早年分型而治，有效有不效，后来常用上方，恒加活血化瘀药，均有高效，将上方（三味妙药加味方）介绍给本院一些妇产科医师，治疗崩漏也获佳效。

（2）需特别提出的是，"禀性寒凉遂能凉血凝血以止血"是"三味妙药"以及清法的固有作用，以之治崩漏不必拘泥于明显热证表现。

二、茵陈蒿汤（《伤寒论》）

（一）概述

1. 组成与用法

茵陈蒿 15～25g，栀子 15g，大黄 10g。

1 剂煎 1 次，服 1 天，分 3 次服。

2. 方解

方以茵陈、栀子、大黄清热凉血、凝血止血，茵陈、栀子兼能清解湿热，大黄兼能攻逐湿热。

三药合用，共奏清热凉血、清解湿热、凝血止血之功。临床可随证加味。

（二）各家经验举隅

袁西三

袁老治疗崩漏一病，凡属实热、湿热证者，用茵陈蒿汤，往往得心应手，效若桴鼓。今录二案，窥一知全。

袁某，70 余岁。1975 年春突然下血不止 10 余日，病渐加重，延袁老诊治。当时患者面色不华，下血鲜红，淋漓不断，饮食欠佳，大便干结，小便短赤，舌暗红，苔黄，脉沉涩。袁老认为，此乃郁热内蕴，遂书以茵陈蒿汤原方加生甘草（茵陈 6g，炒栀子 10g，大黄 10g，生甘草 3g），14 剂而愈，至今未再发。

陈某，56 岁。1970 年秋，突然下血，淋漓不止，经武汉等地医院诊为功能性子宫出血，服西药效果不佳，延袁老诊治。患者每月 2 次来经，每次约有 10 天，淋漓不断，饮食欠佳，头晕恶心，身热乏力，苔黄腻，脉滑数。袁老认为，此为湿热所致，书以茵陈蒿汤原方。

茵陈 15g，大黄 6g，炒栀子 6g。

3 剂，病情大减，又 3 剂告愈。

袁老认为，3 味苦寒药合用，不但有清热利湿之用，而且还有逐瘀血、通经脉之功，对于实热、湿热而致的崩漏，用之屡试屡验，万无一失。[袁西三.茵陈蒿汤治疗崩漏.河南中

医，1981（1）：45〕

（三）笔者解读

1. 茵陈蒿汤解

（1）方中的茵陈蒿、栀子、大黄都是寒凉药，如同"三味妙药"，亦有较强的凉血凝血以止血的作用，遂可用治崩漏。

（2）以茵陈蒿汤治崩漏，首见于日本汉方界，大塚敬节先生曾言："我用茵陈蒿汤治愈肾病综合征，中神琴溪记述自己使用茵陈蒿汤治疗子宫出血有效。"〔姜绍昆.中医人生.北京：中国中医药出版社，2017〕

2. 临证体悟

笔者曾以此方加益母草治疗1例崩漏。

处方：茵陈蒿24g，栀子15g，生大黄10g（与他药同煎），益母草15g，1日1剂。2剂后，下血大减；继服2剂，出血停止，崩漏乃愈。

三、加味当归补血汤（《傅青主女科》）

（一）概述

1. 组成与用法

黄芪30g，当归30g（酒洗），桑叶30g，生地30g，三七末9g（药汁送服）。

1剂煎2次，服1天，分3次服。

2. 方解

方以黄芪、当归补益气血，而补气兼能摄血；桑叶、生地凉血凝血止血；三七化瘀止血，当归兼能化瘀。

诸药合用，共奏补益气血、凝血化瘀止血之功。

（二）各家经验举隅

1. 刘清峰

本组 30 例，属功能性子宫出血 24 例，子宫肌瘤出血 3 例，子宫内膜息肉出血 2 例，子宫内膜癌出血 1 例。

加味当归补血汤基本方及其加减：黄芪 30g，当归 30g（酒洗），桑叶 30g，生地 30g，三七末 9g（药汁送服）。气虚症状明显者，加重黄芪量至 45g，另加白术 10g，党参 15g；血虚症状明显者，加阿胶 12g（烊化）；经血夹血块伴腹痛者，加桃仁、红花各 12g；腰痛甚者，加杜仲 12g，寄生 20g。水煎 2 次分服，日 1 剂。

治疗效果：30 例中痊愈 29 例，一般 2～4 剂出血渐止，对功能性子宫出血血止后再予辨证治疗以恢复月经周期；对其他原因的出血血止后，需结合西医学方法采取相应措施以治其本。无效 1 例，后经查属血液系统疾病。

典型病例：16 岁，学生。月经 14 岁初潮，经期从来不规则，后停经 3 个月而突然来潮，经血淋漓不断达月余，经地区医院检查无器质性疾病而诊为"功能性子宫出血"。屡用激素及中药治疗，遍尝清热凉血、活血化瘀、补气摄血、填精止涩方药及单验方而无显效，而后间断大量下血，后经介绍延至笔者治疗。刻诊：经血淋漓不断，隔几日即大出血1次，夹有大血块，质稀如水；腹部微痛下坠，面色虚浮㿠白，气短乏力，舌淡苔薄白，脉沉细而虚。给予基本方3剂。

服1剂，经血明显减少；继服2剂，出血全止。后用乌鸡白凤丸调理2个月，随访，至今经量经期无异常。

讨论：崩漏病机虽然复杂，但可概括为虚实两端，只要辨明虚与实，治疗时就可以简捷化。本方出自《傅青主女科》一书，笔者试用于虚性崩漏患者甚效。通过实践表明，本方功专效宏，具有止血迅速而不留瘀，且能培补元气。［刘清峰. 加味当归补血汤治疗崩漏30例总结. 中国乡村医生，1997（11）：39］

2. 余国俊

为了治疗重症崩漏，我曾验证过不少方药，其疗效都不够理想。

有一次在重温张锡纯《医学衷中参西录》时，茅塞为之一开。张氏认为，崩漏的病因病机虽繁，却总是冲脉损伤，气化不固；亟宜养护冲脉，固摄气化。张氏为此创制了"安冲汤"治漏下，"固冲汤"治血崩。

但我多次验证，发现安冲汤治漏下轻症尚可，而治漏下重症——经血量虽不多，但淋漓不绝，迁延1个月以上者，疗效较差。至于固冲汤，其治漏下重症疗效较佳，但治血崩重症，其初患者固可收速效，但对反复大出血者，收效仍嫌缓慢。

怅惘之余，复检张氏之书，竟对固冲汤方后所列的一首附方产生了兴趣："傅青主女科，有治老妇血崩方，试之甚效。其方用生黄芪一两，当归一两（酒洗），桑叶十四片，三七末三钱（药汁送服），水煎服，2剂血止，4剂不再发。若觉热者，服此方宜加生地两许。"又说"此方治少年妇女此病亦效"。

于是转而试用本方治疗重症崩漏，发现凡不属气滞血瘀者，均可收速效，一般服2～4剂，出血全止。但必须径用原方原剂量（原方桑叶14片，若无鲜品，则用干桑叶30g）；亦无论有无热象，均加生地30g，使全方药性归于平和，可以放胆用之，绝不配用其他药物，本方完全经得起重复。

典型病例：罗某，42岁。1985年7月26日初诊。

患者阴道反复不规则出血半年，屡用激素及中药治疗乏效。经诊断性刮宫，病理诊断为：黄体功能退化不全。妇科建议切除子宫，患者惧，仍寄望于中医药。

刻诊：经血淋漓不断，每隔几天大出血1次，夹血块；颜面虚浮㿠白，气短乏力，舌淡白，脉弦细涩。

予以傅青主"加减当归补血汤"加生地。

黄芪30g，当归30g（酒洗），桑叶30g，生地30g，三七末9g（药汁送服）。

服1剂，出血明显减少；续服1剂，出血全止。

继用乌鸡白凤丸、归脾丸调补2个月。尔后4年间月经正常，身体胖壮。

1989年9月中旬，因劳累过度，崩漏复作，经血量骤增，日甚一日，七日不止。

仍用上方，服2剂血止。

经B超探查，发现子宫肌瘤，于同年11月切除子宫。[余国俊.中医师承实录——我与先师的临证思辨.北京：中国中医药出版社，2014]

（三）笔者解读

1. 桑叶解

《重庆堂随笔》谓桑叶"已肝热妄行之崩漏、胎前诸病，用于肝热者尤为要药"；绍兴钱氏言："血崩之因多为喜怒劳役伤肝，导致血热沸奔，顺肝经下行，暴则为崩，缓则为漏，斯证平肝清热凉血之品当首选，故谓桑叶、甘菊为治崩漏之功臣。"（《琐琐药话》）王幸福医师言桑叶："我用的最多的还是妇科的崩漏证，即西医所称的'功能性子宫出血'之类。实践表明，治疗此症，桑叶有独到之功，一旦加入治崩漏之方中，如虎添翼，力挽狂澜，常常可使崩漏迅速痊愈。"[王幸福.用药传奇.北京：中国科学技术出版社，2018]故桑叶为治崩漏要药。

2. 当归补血汤解

清代医家陈修园对李东垣极具偏见，但对李东垣所创的当归补血汤却倍加推崇，谓"此方因善悟暗合，其效无比"。[陈修园.时方歌括.福州：福建科技出版社，2019]在陈修园的著作中，当归补血汤主要用来治疗血证，如《时方妙用》载："妇人血崩……若脱血之顷，不省人事，大汗不止者，宜参附汤。贫者，以当归补血汤加熟附子二三钱。"《医学三字经·妇人经产杂病》云："血大下，补血汤。"说明当归补血汤常可用治崩漏，若加味得当，高效可期。

3. 加味当归补血汤治崩机理

傅青主说："补血汤乃气血两补之神剂，三七根乃止血之圣药，加入桑叶者，所以滋肾之阴，又有收敛之妙耳。"（《傅青主女科》）而笔者以为，加味当归补血汤旨在"补益气血，凝血化瘀止血"。二说取舍，读者自鉴。

四、功能性子宫出血立效方（王幸福经验方）

（一）概述

1. 组成与用法

生黄芪60g，当归30g，生地黄30g，白芍100g，藕节30g，生地榆60g，龙骨30g，牡蛎30g，仙鹤草50g，乌梅30g，海螵蛸30g。

1剂煎2次，服1～2天，1天服3次。

2. 方解

方以黄芪、当归、白芍补益气血；生地黄、藕节、地榆凉血止血；龙骨、牡蛎、仙鹤草、乌梅、海螵蛸收涩止血，黄芪兼能摄血。

诸药合用，共奏补益气血、凉血收涩止血之功。

（二）各家经验举隅

王幸福

功能性子宫出血立效方是我临床上用的一个很有效的验方，主治重症和长期功能性子宫出血，可以说屡用屡验。

验案：刘某，女，40岁。这是一例电话远程指导治疗的病例。患者在黑龙江，崩漏1个月，经血淋漓不断，时多时少，人也虚弱无力，连上下楼的力气都没有了，头晕，心悸，纳少，恶心，大小便尚可，脉舌象不明。西医止血无效，很是恐慌，经人介绍不远千里电话求治。崩漏这么长时间，尽管没有面诊，根据口述症状，基本可以判断为气血虚亏，拟补气、敛涩，双管齐下。

处方：生黄芪60g，当归30g，生地黄30g，白芍100g，藕节30g，生地榆60g，生龙骨、生牡蛎各30g，仙鹤草50g，乌梅30g。

3剂，水煎服，每日1剂，分3次服。

3天后电话复诊，患者告之，吃完药，下血稍有减少，但恶心呕吐，小腹下坠。令其加姜半夏30g，生姜10片，再服1剂。后来述，仍然恶心，想吐，吐不出来，很难受。我认为是虚得太厉害，胃气偏弱，药轻病重。

又易方：生黄芪120g，当归30g，白芍100g，桑叶30g，生地榆 60g，红参 15g，仙鹤草 50g，乌梅 30g，大枣（切）10g。2 剂，水煎服，每日 1 剂，分 3 次服。

2 日后再诊，患者言之，血大量减少，但还不净，时有时无，量不多，人稍有精神。说明此方已见效，略为调整，击鼓再进。上方白芍减量为 60g，毕竟偏寒，再加海螵蛸 15g，进一步固涩；陈皮 10g，炒神曲、炒山楂、炒麦芽各 15g，生姜 6 片，调胃。2 剂，水煎服，每日 1 剂，分 3 次服。

2 日后，患者电告于我，血已完全止住，无血了。但人还是虚，没劲。此为虚亏的时间太长，无形之气易补，有形之血难复，令其将人参归脾丸合左归丸，加 1 倍量，坚持服 1 个月，善后。

古道瘦马体悟：此案采取的是气血双补加收涩，因病重，故大剂重投，所以很快收效。但是，由于病人虚不受补，中间出现呕吐，小腹下坠，又加调胃止呕之药，此亦很有必要，否则难以受补药，血就很难止住。所以，在治疗主病时要适当兼顾副症。[王幸福.杏林求真.北京：人民军医出版社，2014]

（三）笔者解读

1.《止园医话曰》："中药中之白芍，其止血之效力，乃至神妙而不可思议……愿中医坚信白芍为止血神品，放胆用之。"黄煌先生言："从经方用药规律看，芍药确实可以用于出血，而且以子宫出血、便血为多。"[黄煌.黄煌经方沙龙（第二期）.北京：中国中医药出版社，2008]故白芍或有较强的止血作用。

2. 上案"采取的是气血双补加收涩",而地榆、仙鹤草、白芍、桑叶颇能止血,且"大剂重投",遂能获佳效。

3. 王氏言"在治疗主病时要适当兼顾副症",为经验之谈,可资借鉴。

【小结】

1. 崩漏高效普适四方特点

(1)三味妙药(方)有较强的凉血凝血止血作用,凡崩漏无明显寒证表现者概可选用。

(2)茵陈蒿汤有较强的清解实热、湿热作用,主要适用于实热或湿热崩漏者。

(3)加味当归补血汤止血作用较强,兼能补益气血,主要适用于虚证及重症崩漏者。

(4)功能性子宫出血立效方"补气敛涩"同施,止血作用颇强,主要适用于重症和长期功能性子宫出血者。

2. 注意事项

病情严重者,需配合西医治疗。

复发性口腔溃疡

复发性口腔溃疡是最常见的口腔黏膜病,以口腔黏膜各部位反复发作的溃疡为特征,具有周期性、反复性、自限性特征,溃疡灼痛明显,好发于唇、舌、颊、软腭等角化差的部位。此病属中医"口疮"范畴,传统多分型辨治。

笔者以为,下述几方治疗复发性口腔溃疡,既有高效性,又有较强的普适性。

一、甘露饮(《太平惠民和剂局方》)合封髓丹(《奇效良方》)

(一)概述

1. 组成与用法

生地黄 20g,熟地黄 20g,天冬 20g,麦冬 20g,石斛 15g,炒枳壳 10g,黄芩 10g,茵陈 10 ~ 30g,枇杷叶 15g,砂仁 6g,黄柏 10g,甘草 10 ~ 30g。

1 剂煎 2 次,服 1 ~ 2 天,1 天服 3 次。

2. 方解

方以生地黄、熟地黄、天冬、麦冬、石斛滋养阴津；黄芩、茵陈、黄柏清化湿热；枳壳、砂仁、枇杷叶宣畅气机，而气化则湿亦化，湿化则热孤；甘草调和诸药。

诸药合用，共奏滋养阴津、宣畅气机、清化湿热之功。

（二）各家经验举隅

1. 桑凤梅

观察组予以甘露饮合三才封髓丹治疗。甘露饮组方：麦门冬 15g，生地黄、熟地黄、石斛、天门冬各 12g，黄芩、枳壳、枇杷叶、茵陈各 10g，甘草 6g；三才封髓丹组方：熟地 15g，党参 9g，天冬、黄柏各 6g，砂仁、甘草各 3g。辨证加减：心脾积热型，加桔梗、炒白术、白茅根各 8g；阴虚火旺型，加木蝴蝶、天门冬各 10g；气血亏虚型，加鹿角霜 15g。每天 1 剂，水煎服，分 2 次温服，7 天为 1 个疗程。

疗效评定：治愈：用药 3 天内，所有口腔溃疡病灶均愈合，疼痛消失，无不适感；好转：用药 3～7 天，口腔病灶有所改善，溃疡数量减少，溃疡面积明显缩小，疼痛明显减轻；无效：用药 7 天后未达到上述指标。

结果：43 例中，治愈 21 例（48.8%），好转 20 例（46.5%），无效 2 例（4.7%），总有效率 95.3%。

复发情况：观察随访 1、3、6 个月，复发率分别为 4.9%、9.8%、12.2%。

讨论：甘露饮是治疗阴虚湿热的主要方剂，三才封髓丹具有补土伏火、移治土虚之效，主治阴虚火旺之证，两方配伍相辅相成，补、清、宣、消俱备，且利不伤阴，滋不恋邪，共奏养阴清热利湿、泻火解毒之效，从而有助于控制口腔溃疡发作和病情反复。[桑凤梅.甘露饮合三才封髓丹治疗复发性口腔溃疡疗效观察.中医临床研究，2016，8（29）：119]

2. 余国俊

甘露饮合封髓丹方：生地黄20g，熟地黄20g，天冬20g，麦冬20g，石斛15g，炒枳壳10g，黄芩10g，茵陈10g，枇杷叶15g，砂仁6g，焦黄柏10g，生甘草10g。

方证浅识：口疮反复发作者（西医称为复发性口腔溃疡）多缘于阴津亏虚，湿热蕴蒸。治宜滋养阴津，清化湿热。《太平惠民和剂局方》之甘露饮，用二地（生地黄、熟地黄）、二冬（天冬、麦冬）、石斛滋养阴津，黄芩、茵陈清利湿热，枳壳宣畅气机，尤妙在用枇杷叶宣肃肺气（肺主气，气化则湿亦化）。本方滋养阴津不碍湿热，清利湿热不伤阴津；配合《奇效良方》之封髓丹（砂仁、黄柏、甘草）补土伏火，允为治疗阴虚湿热口疮之高效专方。

治验举隅：男患者，52岁。2002年9月25日诊。近10年来口疮反复发作，此起彼伏，西医诊断为复发性口腔溃疡。发时中、西药物杂投，似效非效。唯5年前曾有一位老中医投药30余剂，口疮半年未复发，以为治愈，十分欣慰。然复发后再求医时，老中医已殁。于是照服老中医之原方，竟不如当时之灵验。改延他医，效验更逊。更医 10 余人，处方 40 余首，看得出方名者有五味消毒饮、升降散、丹栀逍遥散、泻黄散、知柏地黄汤等。而已故老中医之处方，药味多达 30 余味，内寓有甘露饮。

刻诊：患者面色青黄，口秽，大便偏干，小便黄；舌质红，舌苔中后部黄厚腻，脉弦弱。检视口腔内共有 5 个口疮，呈圆形，略比黄豆大，色黄，疮面凹陷，周围黏膜色红。询知其人嗜酒，劳心。辨证为阴津亏虚，湿热蕴蒸。治宜滋养阴津，清化湿热，补土伏火。予甘露饮合封髓丹原方 6 剂。嘱其戒酒，忌辛辣，劳逸适度。

二诊：患者口疮全部消失。舌质略红，黄厚腻苔消退强半。效不更方，续服 24 剂。

三诊：患者共服药 30 剂，口疮未复发。便停药观察，嘱患者保留原方，若口疮复发便照服 6 剂。2010 年 10 月，患者因他病来诊，言 4 年来口疮复发过 3 次，均较轻微，照服本方三四剂便消无芥蒂。

用方注意：阴虚兼湿热的口疮，宜径用原方，药量可斟酌，药味则不必加减，一般 3 剂见效，9 剂近期治愈。［余国俊 . 余国俊中医师承讲记 . 北京：中国中医药出版社，2019］

（三）笔者解读

1. 茵陈解

已故名医何绍奇在《读书析疑与临证得失》中说："孙思邈

《千金要方》称'角蒿'为'口疮神药'，然不知其为何物。读张路玉《本经逢源》，始知即'山茵陈'，为茵陈之一种，有逐湿化热及杀虫之功，'治口齿绝胜'。于是联想到甘露饮之用茵陈者，取义或在于斯乎？"说明茵陈不独能清化湿热，在治疗口疮方面或有独到作用。

2. 甘露饮合封髓丹解

复发性口腔溃疡"多缘于阴津亏虚，湿热蕴蒸。治宜滋养阴津，清化湿热"，而甘露饮合封髓丹能"滋养阴津，清化湿热"，兼能宣畅气机，遂"为治疗阴虚湿热口疮之高效专方"。

3. 临证体悟

（1）用甘露饮合封髓丹治复发性口腔溃疡，起效虽快，但至少应服 10 剂以上。曾治 1 例，患者服 6 剂后，诸症皆愈而停药，哪知不到 1 个月，其口腔溃疡又复发，继服甘露饮合封髓丹 10 多剂，随访半年多未复发。

（2）笔者用石斛，都会申明用价格便宜的，因为有的石斛价格高得离谱，而用价格便宜的也没影响疗效。

二、甘草泻心汤（《伤寒论》）

（一）概述

1. 组成与用法

炙甘草 15～30g，黄连 10g，黄芩 15g，干姜 15g，人参片

10g（或党参 30g），法半夏 25g，大枣 12g。

1 剂煎 2 次，服 1～2 天，1 天服 3 次。

2. 方解

方以炙甘草、人参（党参）、大枣、干姜补益气阳；黄连、黄芩清热燥湿；法半夏、干姜合黄连、黄芩辛开苦降，法半夏兼能燥湿，干姜兼能温里祛寒。

诸药合用，共奏补益气阳、温里祛寒、清热祛湿之功。可酌加石膏、生地黄，或合平胃散，再加肉桂。

（二）各家经验举隅

1. 胡希恕

验案：患者 36 岁，为 5 个孩子的母亲，家住北铁匠营。患口舌糜烂已 2 个月，多处求医无效，视其用方皆为山栀、黄芩、黄连、知母等苦寒清热泻火之品。近口糜烂痛剧，难以进食，甚则饮水都难。患者见人就哭，缘因饮食不足，奶水已无，难以哺乳双胞胎，孩子将饿死。时感头晕，心下痞满，腹胀，便溏，咽干不思饮，舌红绛，口腔、舌严重糜烂至几乎看不到正常黏膜，脉沉细。与甘草泻心汤加生石膏、生阿胶。

炙甘草 15g，半夏 12g，党参 9g，黄芩 9g，干姜 6g，黄连 6g，大枣三枚，生石膏 45g，生阿胶 9g。

结果：上药服 1 剂即能进食，舌痛减，服 3 剂痊愈。

本患者来诊时已处危急关头，如投药再错，胃气大败，则危及 3 条人命。若投药正确，则使患者出现生机。因此，辨证用药必十分小心。其有头晕、心下痞满等症，为饮留邪聚，已示胃气不振，故是上热下寒之证，且示中气显虚而急迫者，恰为甘草泻心汤方证。方中以半夏、干姜驱饮和胃，以党参、大枣补中健胃除痞满，用黄芩、黄连清上热，并用大量甘草缓急安中。因其标热也重，故加入生石膏以清热，因其阴伤而虚，故加入阿胶养阴生津。因方药对证，故见效也迅速。[冯世纶.中国百年百名中医临床家丛书·经方专家卷·胡希恕.北京：中国中医药出版社，2013]

2. 黄仕沛

验案： 卢某，女性，65 岁。2009 年 6 月中旬开始反复出现高热、汗多，全身骨节疼痛，某三甲医院诊断为风湿性心脏病可能性大，缠绵两月余。2009 年 9 月 22 日来诊，诉 1 周前开始出现口腔、舌边溃疡，张口痛甚，舌淡有齿痕，苔白厚。予甘草泻心汤加石膏。

处方：生石膏 30g，川连 6g，黄芩 15g，干姜 12g，炙甘草 30g，党参 30g，法半夏 24g，大枣 12g。

3 剂，水煎服。

9 月 25 日复诊，溃疡已愈，仍投此方 4 剂。适其夫亦患口腔溃疡，投此方 4 剂亦愈。此夫妻同患复发性口腔溃疡，实已多年，初试遍单方、验方，时效时不效，后找黄师，每以此方而愈。

按： 时方治口疮、舌烂，多以玉女煎、清胃散、泻黄散、导赤散治之，或谓肾虚胃热而滋肾降火，或谓胃火郁积而需火郁发之，或谓湿热困脾而清泻湿热，或谓心火上炎以清心利尿。黄师认为，本证反复发作，再因发热缠绵 2 个月，症见舌淡、面萎黄，乃本虚标实，寒热错杂，上述诸方，无一对证，唯此方最与病相应也。[何莉娜 . 黄仕沛经方亦步亦趋录 . 北京：中国中医药出版社，2011]

（三）笔者解读

1. 甘草泻心汤解

（1）此方是治疗狐惑病的主方，狐惑病多认为类似于现在的白塞病，而白塞病必具之症状为口腔溃疡。甘草泻心汤遂可用治复发性口腔溃疡，黄煌先生更将甘草泻心汤列为口腔黏膜病（白塞病 / 复发性口腔溃疡）专方，凡遇之必首选甘草泻心汤。

（2）黄仕沛先生认为，复发性口腔溃疡"乃本虚标实，寒热错杂""唯此方最与病相应也"。冯世纶先生在《解读张仲景医学》一书中亦指出："实践证明，甘草泻心汤对于口腔溃疡确有明显疗效……临床还常遇久久不愈的顽固重症，以本方加生石膏，或更加生地而多取捷效。"推测其理，似因甘草泻心汤能扶正祛邪，平调寒热。

（3）由上述 2 案可知，甘草泻心汤治疗复发性口腔溃疡确有高效，可资应用。

2. 临证体悟

（1）笔者屡以半夏（甘草）泻心汤合平胃散加肉桂治疗复发性口腔溃疡，一二剂即有明显效果，续服数剂即愈。处方：法半夏 25g，黄连 10g，黄芩 15g，干姜 15g，炙甘草 25g，白人参片 10g，大枣 15g，苍术 15g，厚朴 10g，陈皮 10g，肉桂 10g。1 剂煎 2 次，服 1 ～ 2 天，1 天服 3 次。

（2）近几年来，笔者遇复发性口腔溃疡者，概不辨证。或投甘露饮合封髓丹，或投甘草泻心汤加味，随意而为，但均有高效，难分高下。二方组成迥异，功用有别，却同为复发性口腔溃疡的高效普适方，这是中医的有趣之处，也是复杂之所在，还有待进一步探讨。

三、甘露消毒丹（《续名医类案》）

（一）概述

1. 组成与用法

白豆蔻 10g，藿香 10g，茵陈 25g，滑石 30g，川木通 10g，石菖蒲 10g，黄芩 15g，连翘 15g，川贝母 10g，射干 12g，薄荷 6g。

1 剂煎 2 次，服 1 天，分 3 次服。

2. 方解

方以黄芩、连翘、茵陈、射干、贝母清热解毒，黄芩、茵陈兼能利湿；白豆蔻、藿香、薄荷、石菖蒲、滑石、川木通化湿利湿。

诸药合用，共奏清热解毒、化湿利湿之功。临床可随证加减。

（二）各家经验举隅

1. 夏殷

一般资料：共 42 例复发性口腔溃疡患者，平均每年发作 6～10 次。

甘露消毒丹基本方：滑石、茵陈、黄芩、石菖蒲、浙贝母、川木通、藿香、射干、连翘、薄荷、白豆蔻。

胃热盛者，加生石膏、知母、黄连；湿重者，加苍术、厚朴、泽泻、薏苡仁；脘腹闷胀者，加川木香、枳壳、大腹皮；大便干燥者，加大黄。每日 1 剂，水煎分 3 次温服。6 天为 1 个疗程。

疗效标准：治愈：临床症状消失，溃疡愈合，半年以上未复发；有效：临床症状消失，溃疡愈合，发作间隔时间延长，发作时症状较前明显减轻；无效：症状无明显改善。

结果：42 例中，治愈 33 例（78.57%），有效 5 例（11.90%），无效 4 例（9.52%），总有效率 90.48%。

讨论：因本地气候潮湿，居民饮食喜嗜辛辣，易致湿浊积滞，湿从热化，浊气壅滞不降，熏蒸于口而为本病，故临床多为脾胃湿热型，治疗以利湿化浊、清热解毒为法。［夏殷．甘

露消毒丹治疗复发性口腔溃疡 42 例 . 中国中医急症，2006，15
（7）：792]

2. 高建忠

验案：刘某，女，24 岁。2012 年 9 月 21 日就诊。

近一年来咽干、咽痛反复发作，反复生有口疮。近几日咽
干，咽痛，口疮疼痛，腹不舒，大便偏干，小便不畅。舌质暗
红，舌苔黄白腻，脉细弦双寸大。

辨为湿热证，方用甘露消毒丹加减。

处方：藿香 12g，白蔻仁（后下）6g，生苡仁 15g，滑石
（包）18g，川木通 3g，石菖蒲 9g，黄芩 12g，连翘 15g，浙
贝母 12g，射干 12g，桔梗 12g，车前子（包）15g，炒莱菔子
15g。

7 剂，水煎服，日 1 剂，早晚饭后温服。药后诸症愈。

此案无明显表证，在上可见咽痛、口疮，在中见腹不舒，
在下见小便不畅、大便偏干，有明显湿热弥漫三焦之象。至于
咽干、咽痛也可看作是热毒为患，故方用甘露消毒丹加减。桔
梗升提，炒莱菔子降下，两者可相因为用。又加入车前子清热
利尿，针对小便不畅而设。[高建忠 . 临证实录与抄方感悟 . 北
京：中国中医药出版社，2014]

（三）笔者解读

1. 第 1 个临床报道病例为 "脾胃湿热"，第 2 案则为 "湿热
弥漫三焦"，而甘露消毒丹能清热解毒、化湿利湿，遂有佳效。

2. 第2案虽用甘露消毒丹，但没用茵陈，值得商榷。因为茵陈能清利湿热，为"口疮圣药"（《千金要方》），"治口齿绝胜"（《本经逢源》），故运用甘露消毒丹治疗复发性口腔溃疡时，不应去茵陈。

3. 由前可知，"甘露饮合封髓丹"之治，系从"滋养阴津、清化湿热"入手；"甘草泻心汤"则从补益气阳，清热祛湿入手；甘露消毒丹更主以清热解毒，化湿利湿。可见，湿热为祟是复发性口腔溃疡的共有病机，清化湿热不可或缺。

四、治复发性口腔溃疡方（王幸福经验方）

（一）概述

1. 组成与用法

甘草 30g，黄连 10～15g，黄柏 15～30g，胡黄连 30g，苍术 15～30g，干姜 10～15g，肉桂 10g，太子参 30g，制附子 6g，鸡内金 15g，砂仁 6～10g，制龟甲 20g。

1剂煎2次，服1～2天，1天服3次。

2. 方解

方以太子参、甘草、干姜、肉桂、制附子补益气阳，干姜、肉桂、制附子兼能温里祛寒；黄连、黄柏、胡黄连清热燥湿；制龟甲养阴清热；鸡内金、砂仁、苍术运中健脾，砂仁、苍术兼能化湿。

诸药合用，共奏补益气阳、温里祛寒、清热祛湿之功。临床可随证加减。

（二）各家经验举隅

王幸福

复发性口腔溃疡病程漫长，反复难愈，病人痛苦，病情顽固，治疗起来颇为不易。我临床多年，对此病研究探讨长久，终于摸索出来一个方子，治疗起来颇为顺手，疗效在90%以上。

基本方： 甘草、黄连、黄柏、胡黄连、苍术、干姜、肉桂、太子参、制附子、鸡内金、砂仁、制龟甲。

该方实为甘草泻心汤加附子理中汤加封髓潜阳丹之合方，集清热燥湿、健脾补肾于一体。

验案： 刘某，女，65岁。口腔溃疡病反复发作10余年，每隔1周即犯，痛苦无比，无法饮食，痛不欲生。刻诊见舌体两侧溃疡3～4处，两颊2～3处溃疡，红底白头；舌红苔腻，脉寸关弦滑、左尺不足；饮食不便，二便尚可，余无他疾。迫切要求治疗口腔溃疡一症。辨证为湿热蕴积，火热伤阴。

处方：苍术30g，生甘草30g，黄连15g，胡黄连15g，鸡内金15g，半夏12g，太子参15g，干姜10g，徐长卿30g，肉桂6g，制附子6g，黄柏30g，砂仁6g，制龟甲20g，蒲公英

30g，生蒲黄 30g。

5 剂，水煎服，每日 3 次。

1 周后复诊，口腔溃疡痊愈，病人十分惊讶，说看了大半辈子，没有这么快的速度，真乃神方。我一笑了之。效不更方，又 10 剂，彻底治愈。又以附子理中丸和六味地黄丸交替服用 3 个月善后，未再复发。[王幸福.医灯续传.北京：中国科学技术出版社，2018]

（三）笔者解读

1. 上方之"封髓"指封髓丹（黄柏、砂仁、炙甘草），出《奇效良方》；而"潜阳"指潜阳丹（附子、龟甲、砂仁、炙甘草），出《医理真传》。火神派常以封髓丹合潜阳丹治疗口疮，笔者曾用过，有些效果。

2. "治复发性口腔溃疡方"有补益气阳、温里祛寒、清热祛湿之功，颇类甘草泻心汤，可视为甘草泻心汤的加强版。

【小结】

1. 复发性口腔溃疡高效普适四方特点

（1）甘露饮合封髓丹能滋养阴津，清化湿热，普适性较强，凡复发性口腔溃疡者概可选用。

（2）甘草泻心汤能扶正祛邪，普适性较强，凡复发性口腔溃疡者概可选用。

（3）甘露消毒丹有较强的清热解毒、化湿利湿作用，主要适用于复发性口腔溃疡之属实者。

（4）治复发性口腔溃疡方似为甘草泻心汤的加强版，凡复发性口腔溃疡者概可选用。

2. 注意事项

应注意生活调摄，如戒酒、忌辛辣、劳逸适度等。

带状疱疹初期

带状疱疹是由水痘－带状疱疹病毒感染引起的一种以沿周围神经节分布的群集疱疹和以神经痛为特征的病毒性皮肤病，初期病程 2～3 周。此病属中医"蛇串疮""火带疮""缠腰火丹"等范畴。

笔者以为，下述几方治疗带状疱疹初期，既有高效性，又有较强的普适性。

一、五苓散（《伤寒论》）

（一）概述

1. 组成与用法

桂枝 10～15g，白术 15～25g，泽泻 30g，猪苓 15～25g，茯苓 15～25g。

1 剂煎 2 次，服 1 天，分 3 次服。

2. 方解

方以桂枝通阳化气，白术、泽泻、猪苓、茯苓利水渗湿。

诸药合用，共奏通阳化气、利水渗湿之功。临床可随证加味。

（二）各家经验举隅

1. 医方中（网名）

五苓散治疗带状疱疹，日文刊物屡有报道，心窃疑焉，后于临床中遇一本病患者，试用五苓散治之，竟获奇效，现录于下，供同道参考。

患者，刘某之妻，50余岁。腰间带状疱疹，局部热痛，伴有高热，用西药治疗数日未效，用五苓散加味治之。

处方：泽泻30g，白术15g，云苓15g，猪苓15g，桂枝6g，连翘25g。3剂，水煎服。

结果1剂热退，痛减，疹陷；3剂病愈。本方所加连翘一味，是我考虑桂枝辛温，且患者体温又高，故加之以制其热。［黄煌.黄煌经方沙龙（第一期）.北京：中国中医药出版社，2007］

2. 钟道利

一般资料：本组患者31例，男18例，女13例；年龄21～72岁，平均48.3岁。其中发生于头面部5例，躯干18例，四肢8例。

五苓散加味：猪苓9g，泽泻18g，白术9g，茯苓9g，桂枝6g。疼痛剧烈，疹色鲜红者，加延胡索、生地、连翘、黄芩或与小柴胡汤合方；水疱较多，疱壁松弛者，加苍术、陈皮、防己；疼痛较剧，精神萎靡，舌质紫暗或有瘀斑者，加柴胡、郁金、赤芍、川芎。

结果：上述治疗 7 天为 1 个疗程，临床治愈 24 例，好转 6 例，无效 1 例，总有效率 96.77%。

典型病例：患者，女，58 岁。2010 年 12 月 20 日初诊。主诉：右侧颈、背部疼痛，起疱疹 3 天。查体可见大量密集分布的红色疱疹，疱疹基底部发红，疱壁紧张发亮，灼热刺痛，以致夜不能眠，大便干结，小便黄，舌质红，苔腻，脉滑。诊断：带状疱疹。中医辨证属湿热蕴结皮肤，治以清利湿热，方用五苓散加味。

猪苓 9g，泽泻 18g，白术 9g，茯苓 9g，桂枝 6g，柴胡 12g，黄芩 12g，连翘 18g，生地 12g，玄胡 12g，甘草 3g。水煎服，日 1 剂。

次日患者就自觉疼痛明显减轻，疱疹颜色变暗，能正常睡眠；3 天后，疱疹便逐渐萎缩结痂；5 ～ 7 天后，痂壳脱落；10 天后，疼痛消失。随访 3 个月，无后遗神经痛发生。

讨论：五苓散是一调节人体水液分布异常的方剂。本方所主治之"蓄水"证，并非仅仅停留在下焦的膀胱，而是可以停留在人体的任何部位。蓄于下则小便不利；蓄于中则见"心下痞"和水入则吐的"水逆"；蓄于上则见"吐涎沫而癫眩"；蓄于表则有汗出或渗出，如带状疱疹；蓄于肠则有下利；蓄于肌肤则有局部水肿。至于青光眼、梅尼埃病的内耳迷路的积水，脑积水、肝腹水、胸水、心包积液等，都可以认为是"蓄水"

的表现形式。因此，我认为上述诸病证只要出现口渴、小便不利、舌体胖大边见齿痕等，都可以考虑使用本方加减。[钟道利.五苓散加味治疗带状疱疹临床体会.中国社区医师（医学专业）.2011，13（24）：173]

（三）笔者解读

1. 以五苓散治带状疱疹，始于日本汉方医，且为常规，兹举一则相关医案（译文）如下。

女性二人，均70岁，其一人人中部出现疱疹，疼痛剧烈；另一人颜面、颈部、胸腹部、背部、右上肢（掌面、手背部的水疱特大，疼痛剧烈）、左下肢侧面均出现水疱样疱疹，非常疼痛，右上肢肿胀明显，体温达38.9℃，且疱疹有蔓延之势。我以前读过大塚敬节的著作，书中说若是遇到带状疱疹，一定要使用五苓散，于是就迅速地分别给予二人五苓散颗粒剂，每日10g，7日量，早晚分2次服。

效果令人惊奇，前者第二天开始结痂，疼痛消失，数日后就痊愈了；后者从服药的当天开始退热，在3日后完全干燥，疼痛消失。五苓散治疗带状疱疹的奇效令人不可思议。这2个病例都是经皮肤科治疗无效，特别是后者，由于难以阻止病情发展，令专科医生苦恼不已。[摘译自1981年《汉方临床》第28卷第10号]

2. 带状疱疹初期，日本汉方医习用五苓散，而国内多主以清热解毒，均有较好疗效。两相合参，笔者乃以五苓散加连翘、蒲公英治疗带状疱疹初期，经治数例，均是二三剂即有明显效果，续服三四剂即愈。

其中1例服到第3剂时，患处完全不痛了，疱疹也干瘪了，连青光眼、肩周炎也好多了。该患者患青光眼、肩周炎已几年，近几个月眼睛又胀又痛，右肩部疼痛，右手臂活动受限，而服药后，眼压不高了，眼睛不痛不胀，肩膀也不痛了。4剂服毕，带状疱疹以及青光眼、肩周炎都好了，继予原方3剂以巩固疗效。

处方：泽泻30g，白术15g，茯苓15g，猪苓15g，桂枝10g，连翘30g，蒲公英25g。水煎服，1剂煎2次，服1～2天。

1年后随访，说肩周炎没有再痛了，没有感觉到眼压高了，但没去医院复查。

二、五味消毒饮（《医宗金鉴》）

（一）概述

1. 组成与用法

金银花15～30g，野菊花15～30g，蒲公英30g，紫花地丁15g，紫背天葵10g。

1剂煎2次，服1天，分3次服。

2. 方解

方以金银花、野菊花、蒲公英、紫花地丁、天葵子清热解毒，蒲公英、天葵子兼能利水渗湿。

诸药合用，共奏清热解毒、利水渗湿之功。临床可随证加减。

（二）各家经验举隅

1. 陈光思

斩毒剑一方，是我 22 年前侍诊时所得验方，由五味解毒饮加乌梢蛇一味组成。药物为蒲公英 30g，紫花地丁 15g，金银花 15g，连翘 10g，野菊花 15g，乌梢蛇 10g。多年来，每见丹毒、疔疮、疖肿等病，用之殊效，或单用此方，或随证加味，得心应手。

如近遇几例带状疱疹患者，中医学称之"缠腰火丹"，红热奇痛，依上方加当归、牡丹皮、丹参和血之药，均 3 剂而愈。身热心烦乱者，还可加生石膏、淡竹叶，效如桴鼓。究此方之妙，应在乌梢蛇，其能搜经络，帅药攻毒，去之则药效大减。

[孙继芬. 黄河医话. 北京：北京科学技术出版社，2015]

2. 陈传佳

一般资料：患者 50 例，年龄 23 ～ 86 岁，平均 48.28 岁；病程最短 1 天，最长 6 个多月。

五味消毒饮加减方：金银花 15g，野菊花 15g，蒲公英 30g，紫花地丁 15g，紫背天葵子 15g，龙胆草 10g，板蓝根 30g，柴胡 15g，当归 10g，延胡索 15g，生地 30g，丹皮 12g。

疼痛甚者，加制乳香 9g，制没药 9g。

每次煎药均复煎取汁，用纱布湿敷患处，每日 3 ～ 4 次；每天服药 1 剂，10 天为一疗程。

结果： 本组 30 例，痊愈 26 例（86.7%），好转 4 例（13.3%）。疼痛消失时间为 2 ～ 4 天，皮损干涸结痂时间为 3 ～ 7 天，痊愈时间平均为 4.6 天。

讨论： 方以五味消毒饮，配伍龙胆草、板蓝根、柴胡、当归、延胡索、丹皮诸药，具清热凉血解毒、清肝泄火除湿之功，内服汤药正可切中病因病机，结合患部湿敷可直达病所，故尔见效迅速。[陈传佳. 五味消毒饮加减治疗带状疱疹 30 例疗效分析. 中国热带医学，2009，9（8）：1614]

（三）笔者解读

1. 带状疱疹多因湿热或热毒为祟，而五味消毒饮不独能清热解毒，兼能利水渗湿，再随证加减，用治带状疱疹遂有佳效，上述 2 个临床报道即为其例。

2. 陈氏言"究此方之妙，应在乌梢蛇，其能搜经络，帅药攻毒，去之则药效大减"，可资应用。

三、甘草泻心汤（《伤寒论》）

（一）概述

1. 组成与用法

炙甘草 15 ～ 30g，制半夏 25g，黄连 10g，黄芩 15g，干姜

15g，党参 30g，大枣 12g。

1 剂煎 2 次，服 1 ～ 2 天，1 天服 3 次。

2. 方解

方以炙甘草、党参、大枣、干姜补益气阳，扶助正气；黄连、黄芩、制半夏清解湿热。

诸药合用，共奏补益气阳、清解湿热之功。临床可随证加味。

（二）各家经验举隅

刘敏

甘草泻心汤处方：生甘草 10g，黄连 10g，黄芩 10g，干姜3g，法半夏 10g，党参 10g，大枣 2 枚，丹参 30g，延胡索 6g，郁金 10g。发于头部者，加葛根 15g；发于胸背部者，加炒柴胡10g；发于下肢者，加牛膝 15g；发于上肢者，加姜黄 15g。

上方每日 1 剂，两煎，早晚分服。第 3 煎药汁用纱布蘸取，湿敷患处 20 分钟。

治疗结果：40 例患者经服药及外用治疗 1 ～ 2 天后，皮疹即停止发展，无新皮疹出现；原有皮疹开始干涸、结痂，疼痛逐日减轻，直至痊愈。皮疹完全消退，疼痛消失，天数为4 ～ 22 天，平均 7.5 天。［刘敏.甘草泻心汤治疗带状疱疹 40例疗效分析.皮肤病与性病，1996，18（3）：17］

（三）笔者解读

1.甘草泻心汤以甘草冠名，且用量较大，而甘草有类糖皮质激素作用。糖皮质激素是西医治疗带状疱疹的重要药物，故甘草泻心汤多可用治带状疱疹初期。黄仕沛先生亦说："从仲景用药规律看，此方可治狐惑病及多种皮肤病、黏膜病变不足为奇……带状疱疹初期用此方甚佳，如有疼痛加麻黄。"[黄仕沛.黄仕沛经方亦步亦趋录（续）.北京：中国中医药出版社，2017]而麻黄为祛风、疏通表浅经络要药，颇能止痛，王幸福医师誉麻黄为"散结止痛第一药"。

2. 上案取第 3 煎之药液"湿敷患处"，笔者以为没有必要，因为径用甘草泻心汤即有佳效，何需再外敷？

四、升降散（《寒温条辨》）

（一）概述

1. 组成与用法

蝉蜕 10g，僵蚕 10g，姜黄 10g，大黄 10g。

1 剂煎 2 次，服 1 天，分 3 次服。

2. 方解

方以蝉蜕、僵蚕疏散热邪，大黄、姜黄活血行气，大黄兼能清热解毒、攻逐湿热。

四药合用，共奏疏解热毒、攻逐湿热、活血行气之功。临床可随证加味。

（二）各家经验举隅

1. 魏仲逵

升降散具有胜风除湿、清热解毒、活血祛瘀之功，凡表里俱实、风火壅盛的实热证者都可用之。余用之治疗牙龈肿痛、带状疱疹、浸淫疮证皆效。

一患面部带状疱疹者，彻夜疼痛不已，治疗四五天未见好转，五官科大夫邀余会诊。见患者卧在床上呻吟不已，左眉上部生有疱疹，为簇集状绿豆大小水疱，基底发红，间有脓疱，排成带状。诊其脉象洪数有力，望其舌苔黄厚。脉症合参，证由脾胃湿热内蕴、循经外溢所致。拟升降散（白僵蚕9g，蝉蜕9g，姜黄9g，大黄9g）加滑石15g治之。

1剂疼痛大减，6剂痊愈出院。［孙继芬．黄河医话．北京：北京科学技术出版社，2015］

2. 李智伟

升降散4药相合，一升一降，内外通和，升降相因，调畅气机，有表里双解、寒温并调之妙。原用于治疗瘟疫外邪束表、里有郁热之证，而现在的应用已超出此范围。根据其作用机理移治皮肤病，收效显著。

带状疱疹案： 赵某，女，54岁。2003年8月20日初诊。

主诉：右耳后发际处起红斑、水疱，痛如火燎4天。诊见：头部右侧耳后发际处皮肤红赤，可见成簇米粒大小的水疱；伴头痛，心烦，口干苦，大便干结，时恶心。舌红，苔黄，脉弦数。西医诊断：带状疱疹（颈神经支）。中医诊断：蛇串疮。证为肝经郁火，外邪侵袭；治宜表里双解，清肝泻火。方用升降散加味。

处方：僵蚕 10g，蝉蜕 10g，大黄 8g，姜黄 10g，黄芩 12g，龙胆草 9g，牡丹皮 10g，连翘 15g，金银花 20g。

水煎服，每日 1 剂。服药 5 剂后，疱疹见消，火燎样疼痛消失。继服 4 剂，诸症尽消。

按： 升降散功能透解郁火，清降肝火。配以金银花、连翘，加强清热解毒之功；龙胆草、黄芩、牡丹皮加强清肝降火之效。使肝经郁火得降，风热邪毒得以透解，表里通和，气机调畅，其病得解。［李智伟 . 升降散加味治疗皮肤病临床验案举隅 . 吉林中医药，2007，27（3）：30］

（三）笔者解读

带状疱疹初期每有湿热或热毒为祟，气血不通，而升降散外散内泻，表里同治，既能疏解热毒，攻逐湿热，又能活血行气，调畅气机，颇合带状疱疹初期病机，再随证酌加利水渗湿或清解湿热、热毒之品，遂有佳效。上述 2 个验案即为其例。

五、龙胆泻肝汤（《医方集解》）

（一）概述

1. 组成与用法

龙胆草 10g，栀子 12g，黄芩 15g，柴胡 15g，生地黄 25g，

车前子 12g，泽泻 15～30g，川木通 12g，甘草 10g，当归 10g。

1 剂煎 2 次，服 1～2 天，1 天服 3 次。

2. 方解

方以龙胆草、栀子、黄芩、柴胡、生地清解邪热，龙胆草、栀子、黄芩兼能燥湿，柴胡兼能疏肝理气；车前子、泽泻、川木通利水渗湿，湿去则热孤；当归合生地补益阴血；甘草调和诸药。

诸药合用，共奏清解湿热、利水渗湿之功。临床可随证加减。

（二）各家经验举隅

1. 高永祥

龙胆泻肝汤药物组成：龙胆草 20g，栀子 15g，黄芩 20g，柴胡 20g，生地 15g，泽泻 20g，川木通 10g，当归 15g，甘草 10g。

便秘者，加大黄 5g；黄腻苔重者，加黄柏 10g；局部痛重者，加乳香 10g，没药 10g；水疱密集红色较重、面积较大者，加金银花 50g，连翘 50g。

本组 11 例缠腰火丹患者中，10 例服用汤剂，日 1 剂，重者可服 2 剂，一剂分 3 次服用。1 例服丸剂，2 日后效果不好，改用汤剂。

疗效：服药后 48 小时内，水疱表面开始干涸并疼痛减轻者

4例；4日内水疱干涸，结痂，兼疼痛消失者7例（包括48小时内水疱表面开始干涸的4例）。10例在1周内痊愈，其中1例（肾炎并发者）10日疱疹结痂消退，但遗留疼痛20余日。

体会： 缠腰火丹之病系肝胆湿热所致，取龙胆泻肝汤泻肝胆经实火，清利下焦之湿热而取效。疱疹消退如遗留有胁痛或其他部位的神经痛，用活络效灵丹（当归、丹参、乳香、没药）往往取效。[高永祥. 龙胆泻肝汤治疗缠腰火丹（附11例临床病例分析）. 黑龙江中医药，1983（1）：45]

2. 方药中

我常用龙胆泻肝汤随证加减，治疗"缠腰蛇（龙）"，即西医诊断的带状疱疹，能获得良好效果。在日本和美国讲学时，也遇到过此病患者，都能治愈。

典型病例： 在美国会诊一位韩国中年妇女，半个多月以来，左胁肋部起红色疱疹，从左乳外下方向左腋下及肩胛下蔓延，起疱疹处有的约2cm宽，有的4～5cm宽，烧灼疼痛，影响饮食及睡眠，舌苔略黄，脉弦，小便短赤，大便略干。证属肝胆湿热，蕴成毒火，发为"缠腰蛇"病。治以清利肝胆湿热，泻火解毒。龙胆泻肝汤加减。

龙胆草3g，泽泻21g，车前子9g（布包），川木通9g，柴胡9g，生地黄12g，当归尾6g，蒲公英24g，连翘15g，苦参15g，白鲜皮15g，黄芩9g，竹叶6g，忍冬藤30g。水煎服3剂。

二诊时疼痛大减，夜间已能睡，食纳亦转佳，起床时很快即能起身下地，大便偏干。患处已有 1/3 疱疹干瘪生痂。上方去竹叶加酒军 4.5g，青黛 6g（布包煎），又进 5 剂而痊愈。[焦树德 . 方剂心得十讲 . 北京：人民卫生出版社，2006]

（三）笔者解读

1. 龙胆泻肝汤解

带状疱疹初期，多因湿热为祟，而此方颇能清利湿热，若加味得宜，多有高效。

2. 金银花、连翘解

高氏言"水疱密集红色较重、面积较大者，加金银花 50g，连翘 50g"，可资借鉴。金银花、连翘似为带状疱疹初期效药，赵国强用导赤散加味（生地黄 15g，川木通 15g，竹叶 15g，甘草 6g，细辛 3g，金银花 60g，连翘 60g）治疗 15 例带状疱疹，均获痊愈（服药 3～4 剂者 8 例，6～8 剂各 7 例）。[赵国强 . 导赤散加味治疗带状疱疹 15 例 . 河北中西医结合杂志，1997，6（2）：223]

【小结】

1. 带状疱疹初期高效普适五方特点

（1）五苓散颇能利水渗湿，普适性较强，凡带状疱疹者概可选用。

（2）五味消毒饮既能清热解毒，又能利水渗湿，普适性较强，凡带状疱疹者概可选用。

（3）甘草泻心汤既能清解湿热，又能扶助正气，普适性较强，凡带状疱疹者概可选用。

（4）升降散兼能泻下，主要适用于体实之带状疱疹者。

（5）龙胆泻肝汤颇能清利湿热，普适性较强，凡带状疱疹者概可选用。

2. 注意事项

病情严重者，需配合西医治疗。

失　眠

　　失眠，即不寐。由于外感或内伤等病因致使心、肝、胆、脾、胃、肾等脏腑功能失调，心神不安而成本病。失眠在古代书籍中称为"不得眠""目不瞑""不得卧"等，传统多分型辨治。

　　笔者以为，下述几方从标治疗失眠，既有高效性，又有较强的普适性。所谓"从标"，是指取速效。

一、桂枝加龙骨牡蛎汤（《伤寒论》）

（一）概述

1. 组成与用法

　　桂枝 15 ～ 30g，白芍 30g，炙甘草 10g，大枣 20g，生姜 15g，龙骨 30g，牡蛎 30g。

　　1 剂煎 2 次，服 1 天，分 3 次服。

2. 方解

　　方以桂枝汤调和营卫，燮理阴阳；龙骨、牡蛎镇静安神。

　　诸药合用，共奏调和营卫、燮理阴阳、镇静安神之功。临床可随证加味。笔者常加延胡索、土鳖虫、夜交藤、合欢皮、石菖蒲。

（二）各家经验举隅

1. 万晓刚

验案：某女，53岁。因腰椎间盘突出、疼痛入院，伴失眠（是入睡困难，以往无失眠）。理疗科以小针刀、针灸、输激素和甘露醇治疗，叫中医会诊以解决失眠即入睡困难。病人偶有潮热、汗出、心烦，口干不苦；大便不爽，几天一行，但不干结；舌红，苔薄白，脉细。

这类病人如果不是因为疼痛影响睡眠，一般多为更年期综合征的表现，以阴阳失调为基本病机，见潮热汗出、口干心烦等症，类于阴虚，而便溏苔白等往往又是阳气不足的表现，可用桂枝加龙骨牡蛎汤加味，并加大白芍剂量，再加延胡索、土鳖虫、夜交藤、合欢皮。

处方：桂枝15g，白芍30g，龙骨30g，牡蛎30g，延胡索30g，土鳖虫10g，夜交藤30g，合欢皮30g，炙甘草10g，大枣20g，生姜15g。

1日1剂，分3次服。几天后病人能较快入睡。

2. 黄仕沛

2014年春节前，加拿大一位中医经方爱好者来电，诉失眠1月有余，每晚至凌晨5时方能入睡，发作性的心慌心悸，气上冲，每发时有一种恐惧莫名的感觉，喉咙痒，欲咳，并伴有肢冷汗出，自感精神快到崩溃状态。自服过柴胡加龙骨牡蛎汤、半夏厚朴汤无效，故来电求方。细问之下，知道他近日与朋友有些过节后，便开始如此。我说此"奔豚"也，先予桂枝加桂汤加龙骨、牡蛎。

处方：桂枝45g，白芍20g，大枣20g，炙甘草20g，生姜15g，生龙骨、牡蛎各30g（先煎）。

服了1剂，心慌心悸便停止，至今天服第3剂，未再复发，睡眠改善。经方"方证对应"，可谓其效如神。但近两天又有另一个感觉是每临用餐之时，剑突下有块东西在跳动。我说此乃小建中汤证也，调整白芍用量至60g，加饴糖1汤匙，服药后症状缓解。

莉娜按：桂枝既是仲景治悸的要药，而且往往用至四五两，其实也是仲景治疗"奔豚"的要药。关于"奔豚"，仲景有3处论述，包括桂枝加桂汤证、苓桂甘枣汤证和奔豚汤证，归根到底，治疗上靠的还是桂枝。仲景桂枝用量最大的是桂枝加桂汤，用桂枝五两，治"气从少腹上冲心"；苓桂甘枣汤用桂枝四两，治"脐下悸者，欲作奔豚"。这两方都是仲景治疗"奔豚"的专方。苓桂术甘汤用桂枝四两，此方证虽不在《金匮要略·奔豚气病脉证并治》中，但也是治"气从小腹上冲胸"的。其实，从临床表现上看，"奔豚"也可看作"心悸"的一种表现形式。[黄仕沛.黄仕沛经方亦步亦趋录（续）.北京：中国中医药出版社，2017]

（三）笔者解读

1. 案解

第 2 案虽属"奔豚"，但"失眠 1 月有余"，亦可属失眠，而"桂枝加桂汤加龙骨、牡蛎"亦可看作是桂枝加龙骨牡蛎汤，遂引用之。

《灵枢·营卫生会》曾详论睡眠，认为卫气（阳）由阳经转入阴经循行，人即入睡；卫气（阳）由阴经转出阳经循行，人即醒来。故一些失眠，乃因卫阳未能入阴，浮越于外，阴阳失调所致。其治遂需调和营卫，燮理阴阳，镇静安神，上述 2 案即为其例。

2. 桂枝加龙骨牡蛎汤解

（1）凡调和营卫，燮理阴阳，首推桂枝汤。如柯韵伯说："此乃仲景群方之冠，乃滋阴和阳、调和荣卫、解肌发汗之总方也。"郑钦安说："仲景以此方（桂枝汤）冠一百一十三方之首，而曰调和阴阳，试问人身阴阳调和，尚可得病也否？"（《医理真传》）黄煌言："因为桂枝汤调和营卫，燮理阴阳，是一种体质调理方，适用于大病后、手术后、产后、剧烈运动后往往出现自汗、食欲不振、心悸、失眠、虚弱等。"［黄煌.黄煌经方医话（临床篇）.北京：中国中医药出版社，2017］万晓刚言："所谓桂枝汤内证得之，化气调阴阳是也。"

（2）龙骨、牡蛎有镇静安神之效，桂枝汤加之，遂有调和营卫、燮理阴阳、镇静安神之功，故可用治失眠。

3. 临证体悟

（1）30多年前，同学吴潜智在《辽宁中医杂志》撰文说："营卫是神的物质基础，营卫虚实盛衰的变化及运化规律的失常，均会影响心及相关的组织器官，导致神志异常而致病"。"不少失眠病证无明显寒热虚实证可辨，一般通过调理营卫而收效。"［吴潜智.营卫主神志浅论.辽宁中医杂志，1987（4）：9］笔者即用桂枝汤加龙骨、牡蛎、石菖蒲，治疗不甚顽固的失眠，效果较好。加石菖蒲是取其开窍益神，似有增效作用。贾海忠先生言："还有两个药具有双向的调节作用，既能够醒神，也能够安神，就是人参和石菖蒲，不精神的时候用上它们就精神了，不想睡的时候用上它们就想睡了，所以说这两味药早晚都可以使用，这两个醒神药是不限时的，但不能违背中医辨证。"［贾海忠.贾海忠中医体悟.北京：中国中医药出版社，2019］

（2）万晓刚用桂枝加龙骨牡蛎汤治失眠，常加延胡索、土鳖、夜交藤、合欢皮，效果更好，普适性亦强，可资借鉴。

二、半夏薏苡仁汤加味（熊永厚经验方）

（一）概述

1. 组成与用法

法半夏60g，薏苡仁60g，党参30～50g，麦冬30～50g，黄连10～15g，丹皮10g，神曲15g。

1剂煎2次，服1天，分3次服。

2. 方解

方以法半夏、薏苡仁除湿化痰，镇静安神；黄连、丹皮清热安神；神曲和胃安神；党参补气养神，麦冬补阴养神。

诸药合用，共奏除湿化痰、养神安神之功。临床可随证加减。

（二）各家经验举隅

1. 熊永厚

方药组成： 法半夏、薏苡仁各60g。

心脾亏虚加党参，心阴不足加麦冬，痰热扰心加黄连，胃中不和加神曲。

典型病例： 张某，女，34岁。1976年6月30日诊治。失眠2年，近4天来通宵不寐。面色无华，形体疲倦，气短懒言，头晕心悸，多梦健忘，口淡纳呆，舌淡苔白，脉缓无力。证属心脾亏虚。即以上方加党参45g。服药1剂，能睡4小时；服药2剂，能睡8小时。继用归脾汤善后。

体会： 李时珍《本草纲目》载半夏除"目不得瞑"。吴鞠通在《吴鞠通医案》中谓："半夏逐痰饮而和胃，秫米秉燥金之气而成，故能补阳明燥令之不及而渗其饮，饮退则胃和，寐可立至。"现代药理研究表明，法半夏对中枢神经有良好的镇静和安定作用。因药房不备秫米，仿吴鞠通意，用薏苡仁代之。

法半夏常用量为3～9g。余重用至60g，是受吴鞠通一则医案的启发。"秀氏，32 岁，产后不寐，脉弦，呛咳，与《灵枢》半夏汤。先用一两不应，次服二两得熟寐，又减至一两仍不寐，又加至二两又得寐，又减又不得寐，于是竟用二两，服七八帖后，以《外台》茯苓饮收功。"(《吴鞠通医案》)。余曾用制半夏 60g，浓煎一次临睡服下，除当夜得深熟之睡眠外，未见其他不适。近几年在临床上用半夏 60g 者病例众多，未见一人有副作用。[熊永厚 . 半夏秫米汤加味治疗失眠 . 新中医，1983（11）：22]

2. 宿勤学

半夏薏苡仁汤处方：法半夏 60g，生薏苡仁 60g。

心血亏虚，加党参 45g；痰热扰心，加黄连 6 ～ 15g；心阴不足，加麦冬 30 ～ 50g；胃中不和，加神曲 15 ～ 30g；烦躁不安，加牡丹皮和生栀子各 10g。

用法：水浸泡 30 分钟到 1 个小时，煮沸后再煎 15 分钟即可，温服。

童医生经常给周围的乡邻治疗失眠一症，效果不错，而且花钱还不多。闲谈之际，我向童医生讨教治疗失眠的经验。此人倒也痛快，挥笔写了处方给我，我一看半夏用这么大量，忍不住问他，万一中毒怎么办？他说但吃无妨，应用了几十次了，安全得很。而且还告知此方是熊永厚发表在《新中医》上的方子，几经转载，非常有效。

由于连日劳累，我突然夜不能寐，而且心胸烦躁。想过了几日就会好转，但却越来越重。决定试试半夏薏苡仁汤加些牡丹皮和栀子，看效果到底如何。但又怕中毒，先熬了些绿豆甘草汤，又准备了解毒敏等急救药物。熬好药，晚饭后喝了一碗，临睡前半小时把剩下的又喝了。没有想到，这一宿睡得十分香甜，也没有感到什么异常。又喝了2天药，失眠消失。于是转而应用半夏薏苡仁汤治疗失眠，结果证明效果很好，多半有效，复发者再服亦效。

如治疗黄某，女，41岁，久患失眠，头晕乏力，晚上睡不着，白天醒不了，困倦难耐，躺下睡意又无，痛苦不堪。舌质淡红，舌苔薄白，脉沉弱。处方半夏薏苡仁汤加党参。

法半夏60g，薏苡仁60g，党参50g。病人服1剂即入梦乡，又服十数剂基本上治愈，改用人参归脾丸善后。［宿勤学.杏林微蕴.北京：人民军医出版社，2013］

（三）笔者解读

1. 半夏薏苡仁汤源流解

此方源于《内经》之"半夏汤"，也就是半夏秫米汤，所谓"饮以半夏汤一剂，阴阳已通，其卧立至""置秫米一升，治半夏五合，徐炊，令竭为一升半，去其滓，饮汁一小杯，日三，稍益，以知为度"（《灵枢·邪客》）。

2."秫米"解

张景岳："秫米，糯小米也。即黍米之类，而粒小如黍，可以作酒，北人呼为小黄米。"吴鞠通认为秫米是薏苡仁，而张锡纯、李斯炽、余国俊、曾绍裘等认为应该是高粱米，但都认为若无高粱米可用薏苡仁代之。

3. 半夏剂量解

半夏秫米汤是《内经》十三方之一，专门用于治疗失眠，疗效确凿，但半夏应重用。余国俊先生说："半夏使用机会多，取效的关键是用量：若燥湿化痰，6～10g足矣；降逆止呕，15～20g不为多；镇静安神，必用30～60g。"［余国俊．中医师承实录——我与先师的临证思辨．北京：中国中医药出版社，2014］

4. 半夏毒性解

余国俊对此论述最详，兹引之如次。

《中药学》是这样介绍半夏毒性的："半夏中有毒成分对局部有强烈的刺激性，生食时可使舌、咽和口腔产生麻木、肿痛、流涎、张口困难等。重者，可产生呕吐，严重者可窒息。"此等毒性大矣哉，岂可小视之！

但是需要明确者，此言生半夏生食之。而生食之者，往往是误食。煮食呢？《中药学》继续写道："此有毒成分难溶于水，经久加热可被破坏。"由此可见，生半夏煮熟且久煮后食之，或仅服食其药液，应当是基本无毒的。

然而《中药学》由此得出的结论竟然是："生半夏有毒，内服一般不用。"这就令人费解了。《中药学》提倡使用姜汁、白矾加工制成的制半夏，还特别注明生半夏的有毒成分"不能单纯被姜汁破坏，而能被白矾所消除"。可见完全符合炮制规范的制半夏是无毒的。

由此应当得出结论：①制半夏无毒；生半夏有毒，久煮可消除其毒性。②制半夏可用大剂量，不必先煮；生半夏先煮半小时以去其毒性，若重用 30 ～ 60g，以先煮 1 小时为宜。③若顾虑到半夏炮制不规范而可能残存毒性，则在使用大剂量（30g 以上）时不妨先煮半小时，以防万一。[余国俊 . 中医师承实录——我与先师的临证思辨 . 北京：中国中医药出版社，2014]

余氏说得很清楚：制半夏没有毒性，不必先煎，但在大剂量使用（30g 以上）时，可先煎半小时以防万一。

5. 临证体悟

王幸福医师说："半夏治失眠远胜于酸枣仁、何首乌藤、合欢花之类。"[王幸福 . 用药传奇——中医不传之秘在于量 . 北京：中国中医药出版社，2018] 笔者亦有同感，在对证方中重用半夏，确有迅捷的安眠作用，这是其他安神药所不能及的。

三、温胆汤（《三因方》）

（一）概述

1. 组成与用法

法半夏 45 ～ 60g，陈皮 30g，茯苓 45 ～ 60g，甘草 10g，

枳实 30g，竹茹 15g。

1 剂煎 2 次，服 1 天，分 3 次服。

2. 方解

方以陈皮、枳实行气解郁；法半夏、竹茹合陈皮、枳实化痰，法半夏兼以镇静安神，竹茹兼以除烦安神；茯苓宁心安神；甘草调和诸药。

诸药合用，共奏解郁化痰、镇静安神之功。临床可随证加味。

（二）各家经验举隅

1. 何运强

验案：高某，女，56 岁，河间市榆林庄村人。2009 年 9 月 25 日初诊。

患者形体丰满，面色滋润光滑。主诉失眠 5 年，每夜睡眠三四小时，伴心烦意乱、多梦、健忘、心悸、头晕等症。曾在他处服用镇静安神等中药多时而无效。问之平日恶心、晕车。腹诊：上腹部硬满。舌苔白，脉有滑象。

处方：陈皮 10g，半夏 10g，茯苓 20g，枳壳 12g，竹茹 12g，栀子 10g，厚朴 10g，甘草 6g。7 剂，水煎服。

二诊：寸效未见，思之从体质、方证辨证应该准确，为何无效？恐药物剂量不足。于是调整为下方。

陈皮 30g，半夏 50g，茯苓 40g，枳壳 30g，栀子 10g，厚朴 20g，竹茹 12g，甘草 6g。7 剂，水煎服。

三诊：患者诉药后睡眠大好，已能睡 6 小时左右，且梦少心悸轻。原方再进 15 剂。

四诊：睡眠已到七八小时，精力旺盛，心情愉快。家人云其与以前相比，简直判若两人！

临证心得：对于该患者余运用黄师经验辨半夏体质于前，认温胆汤证、栀子厚朴汤证从后，结果竟无疗效。经再三斟酌考虑，辨证应该无误，遂以原方大剂量治之，收到了很好的效果。笔者以前根据家传经验治疗失眠，亦爱运用温胆汤，但剂量平平，自随黄师侍诊后，发现老师运用该方治疗顽固性失眠剂量偏大，尤其是半夏，黄师经验该药大剂量应用有很好的镇静催眠作用。经此病例可见黄师经验可靠，值得学习和反复运用。古人云"中医不传之秘在量"，信然！〔何运强.经方实践得失录.北京：中国中医药出版社，2015〕

2. 万晓刚

验案：林姓，老年男性。2018 年 9 月 26 日初诊。素有糖尿病、高血压史，病情控制不佳。胸闷烦躁，懊憹不眠，伴口苦口干，多食脘痞。舌色暗红，苔黄厚腻，脉弦滑。

处方：黄连 10g，法半夏 15g，橘红 15g，炒枳实 15g，竹茹 15g，茯苓 15g，栀子 15g，淡豆豉 10g，瓜蒌皮 30g，淡竹叶 10g，生甘草 6g，生姜 3 片。

7 剂，水煎，分二次服。

2018 年 10 月 30 日复诊：1 剂即烦躁大减，阖目入眠；7

剂后能安睡 6 个小时左右。复诊时舌淡红，苔薄黄微润，脉弦。嘱其清淡饮食，调心适意，常服丹栀逍遥丸。

（三）笔者解读

1. 案解

第 2 案病因责之痰热，病位关乎中上，则温胆走泄，陷胸开结，栀豉除烦，自可合于机窍，对乎证情。不必囿于方书，泥于定式。

2. 温胆汤解

（1）此方若予常量，则有理气化痰、清胆和胃之功；若重用法半夏等，则有解郁化痰、镇静安神之效。

（2）徐灵胎言温胆汤"此解郁化痰涩之剂"；《三因方》言此方治"心胆虚怯，触事易惊，或梦寐不祥，或异象惑，遂致心惊胆慑，气郁生涎，涎与气搏，变生诸症。或短气惊乏，或复自汗，四肢浮肿，饮食无味，心虚烦闷，坐卧不安"；陈潮祖言"惊悸不寐，是本方主证"。[陈潮祖.中医治法与方剂.北京：人民卫生出版社，1995]综合三论，亦说明此方为解郁化痰、镇静安神之剂。

3. 临证体悟

（1）温胆汤治失眠，用之者多矣，但效与不效，或效之高低，与剂量密切相关。若用常量，则起效缓慢，疗效较逊；若重用法半夏等则有高效，第 1 案即为其例，笔者亦有类似治验。

（2）此方多可作为失眠的基础方，或随证加味，或与他方相合。

四、半夏薏苡仁汤合黄连温胆汤（王幸福经验方）

（一）概述

1. 组成与用法

清半夏 60g，法半夏 60g，薏苡仁 30g，黄连 10 ～ 15g，陈皮 15g，茯苓 30g，枳实 15g，竹茹 10g（或天竺黄 30g），甘草 10g。1 剂煎 2 次，服 2 天，1 天服 3 次。

2. 方解

方以半夏、薏苡仁除湿化痰，镇静安神；黄连温胆汤化痰清热，理气除湿。

诸药合用，共奏化痰清热、理气除湿、镇静安神之功。

（二）各家经验举隅

王幸福

半夏治失眠远胜于酸枣仁、何首乌藤、合欢花之类。我在临床治疗严重失眠或经常服用大量地西泮（安定）类患者，为了当晚起效，取得患者对中医之信赖，一般都是启用撒手锏——半夏秫米汤，患者服完即可以熟睡。

这里有个诀窍，一是大量，二是晚服。大量，是 1 剂少则 90g，多则 120g，量少则疗效不佳；晚服，是白天不要吃，晚饭时吃 1 次，临睡前 1 小时吃 1 次。

记住！临床上很多医师不讲究方法，开了镇静安神药，不交代服法，仍然叫患者按传统服法，每日服 2 次，上午 1 次，下午 1 次。结果是很多患者上午服药后昏昏欲睡或者干脆中午又睡一觉，这样到晚上就很难入睡。

验案： 兰某，男，67 岁，住西安大学习巷，回民。

2010 年 3 月慕名找到我说，失眠几年了，老睡不踏实，一夜只能合眼 2～3 小时，随后就在床上辗转反侧到天明，心烦意乱；第二天起来头昏脑涨，无精打采，苦恼极了。吃过脑白金、褪黑激素、安神枣仁口服液等一大堆治失眠之药，都不管用，现在只能靠地西泮睡几个小时。恳请您治一治。

刻诊：面憔悴，舌红，苔黄厚腻，脉弦滑迟缓，心动过缓，其余均好，能吃能喝，应该说是痰火郁积、热盛扰神之证，辨证不难。对于这样的患者，久治不愈，如果还用常规药物，开 3～5 剂药，绝对不会有效，患者肯定会一走了之，不会再回头，而且还会宣传说，王大夫就那么回事了，一般般。所以起手我就用了"杀手锏"，方用半夏秫米汤合黄连温胆汤。

处方：清半夏、法半夏各 60g，薏苡仁 30g，天竺黄 30g，枳实 15g，陈皮 15g，茯苓 30g，黄连 10g，桂枝、甘草各 10g（考虑心动过缓而加入桂枝甘草）。3 剂。

服法：每日晚饭时吃 1 次，少量（煎液的 1/3），临睡前 1 小时将余药饮下，排空小便。

患者半信半疑持药而去。

第3天，患者来了，满面春风，一见我就跷起拇指，说您真行，服了。吃了您的药，当晚不放心还吃了2片地西泮，结果就睡了6个小时。第2天晚上，大胆地不吃地西泮，光服您的药，仍然睡了6小时。今天来，一是报告好消息，二是因为明天您不上班，提前把药开下。此患者以后又连续用药1个月余，基本治愈。

记住，（半夏）一定要高温先煮。［王幸福.杏林薪传.北京：中国科学技术出版社，2018］

（三）笔者解读

1. 黄连解

治疗失眠的名方如黄连阿胶汤、交泰丸、黄连温胆汤中均有黄连，黄连似有助眠作用，黄煌先生亦说："黄连利眠……我曾让人用黄连、肉桂等分，沸水泡服，睡前喝几口，确实能助眠。"［黄煌.黄煌经方医话（临床篇）.北京：中国中医药出版社，2017］

2. 天竺黄解

上案王氏以天竺黄易竹茹，似因天竺黄是失眠验方僵蚕二黄散（僵蚕、姜黄、天竺黄、蝉蜕、远志、合欢皮）［李宇航.失眠验方僵蚕二黄散.中医杂志，1989（8）：25］的重要药物之一。

3. 临证体悟

上方之半夏用至 120g，是不是太大了？笔者经验，可将上方 1 剂煎 2 次，服 2 天，1 天服 2 ～ 3 次，这样既有效，剂量也不至于太大。

五、平肝安魂汤（陈景河经验方）

（一）概述

1. 组成与用法

白芍 45 ～ 75g，夜交藤 45 ～ 90g，甘草 10g，柴胡 15 ～ 25g，神曲 15g，青皮 15g，黄柏 15g，磁石 15g，黄芩 15g，生地 20g，龙骨 30g，牡蛎 30g。

1 剂煎 2 次，服 1 ～ 2 天，1 天服 3 次。

2. 方解

方以白芍、柴胡、青皮、神曲疏解肝郁；龙骨、牡蛎、磁石潜阳安神，柴胡兼以镇静安神；黄柏、黄芩、生地清热养阴制阳，以助安神；甘草合白芍柔肝缓急，甘草兼能调和诸药。

诸药合用，共奏疏解肝郁、潜阳制阳、缓急安神之功。

（二）各家经验举隅

舒鸿飞

专方来源：陈景河的验方［陈景河.肝郁失眠证治验方.北京中医学院学报，1985（2）：25］。

药物组成：白芍、夜交藤 30～50g，甘草 10g，柴胡、神曲、青皮、黄柏、磁石各 15g，黄芩、生地、生龙骨（先煎）、生牡蛎（先煎）各 20g。

功效主治：疏肝散结，镇肝潜阳，清热滋阴，平肝安魂。主治肝郁失眠。

验案举例：郑某，男，54 岁。2001 年 5 月 17 日初诊。患者诉失眠已年余，经多方治疗无效。伴酸软乏力，心烦抑郁，时欲叹气为快、心慌、心烦时则身热汗出，尿多。视其舌红苔黄腻，脉之弦而有力。此乃肝郁失眠，予平肝安魂汤 5 剂。

5 月 25 日二诊：诉服药时则安然入睡 6～7 小时，停药则依旧。此乃年余之病，疗程不足之故也。续予原方加枣仁 30g，5 剂。

9 月 4 日三诊：诉不服药已能入睡 5～6 小时，余症亦有减轻，守方再服 5 剂。2003 年随访，睡眠正常。

运用体会：此方在临床上验证过多例，均有显著疗效。本方辨证要点在失眠伴心烦、抑郁叹气和脉弦等肝郁证，有是证即可使用。[舒鸿飞.杏林 40 年临证手记.北京：人民卫生出版社，2013]

（三）笔者解读

1. 四逆散解

上方几含四逆散，仅以青皮易枳实，可能用枳实更好些。万晓刚博士言："用柴胡疏肝解郁，透达阳气；枳实行气散结，宣通胃络。两者一升一降，使气机升降正常。芍药调肝和脾，甘草缓急和中。四药合用，可使肝气条达，阳郁得伸，诸症自除。"更谓"四逆散方，疏肝解郁之祖，用之得当，功效非凡"。[万晓刚.读伤寒.广州：广东科技出版社，2017]

2. 白芍解

上方之白芍用量较大，自是方中主药。刘方柏先生言："此药可升可降，能泻能散，能补能攻。利肝气，平肝木，而大补肝中之血。其独具的调肝作用，能使有余之肝气得泻，不足之肝气得补，使之归于平衡，从而使肝郁得解，脾胃得舒，诸经获畅。"[刘方柏.刘方柏临证百方大解密.北京：中国中医药出版社，2015]故对肝郁病证，白芍既能"平"肝实以疏解肝郁，又能补肝体，柔肝用，放松、舒缓肝木，对肝郁失眠可谓标本同治，遂可为主药，只是剂量应大些，最大可用至75g。

3. 夜交藤解

上方之夜交藤用量较大，亦是方中主药。王幸福医师说："此药比起酸枣仁一点也不逊色，且价格便宜，易于得到。在临床上，由于酸枣仁的价格昂贵，我已逐渐改用夜交藤来治疗失眠症多年，并深感其作用强大。如用得好，常常能取得一剂知、二剂已之效。但是怎样才能用得好，起效快？这里有一个诀窍就是大量！少则30g，大则150g，否则难以取得理想的效果。我临床起手都在50g，放在对证方中，无不收到速效。这一点不是胡说，诸位同道不妨一试。此药无毒性，很安全。"

[王幸福.用药传奇：中医不传之秘在于量.北京：中国科学技术出版社，2018] 可资借鉴。

4. 柴胡解

《中药学》言："柴胡具有镇静、安定、镇痛、解热、镇咳等广泛的中枢抑制作用。"故重用柴胡，有镇静安神作用。

【小结】

1. 失眠高效普适五方简介

（1）桂枝加龙骨牡蛎汤能调和营卫，燮理阴阳，普适性较强，凡不甚顽固的失眠者概可选用。

（2）半夏薏苡仁汤加味的普适性较强，凡失眠者概可选用。

（3）温胆汤的普适性较强，多可作为各型失眠的基础方。

（4）半夏薏苡仁汤合黄连温胆汤主要适用于偏热的失眠者。

（5）平肝安魂汤有较强的疏解肝郁作用，主要适用于肝郁失眠者。

2. 注意事项

（1）重视服药方法，即：上午 10 ～ 11 点服 1 次（有利于午睡），下午 4 点服 1 次，晚上 8 ～ 9 点服 1 次。

（2）不能徒恃药物，还应调摄情志，按时作息，加强体育锻炼，勿吃兴奋刺激之品。

胆道蛔虫病

胆道蛔虫病是由于肠道蛔虫上窜入胆道而引起，是肠道蛔虫病的严重并发症，属急腹症范畴。临床表现：急性发作时，剑突下或右上腹呈阵发性钻顶样绞痛，恶心、呕吐，吐出物为淡黄味苦的胆汁，可夹带蛔虫；痛甚者面色苍白，四肢厥冷，间歇期疼痛消失；如继发胆道感染，则有发热、烦躁、黄疸等。此病属中医"蛔厥"范畴，分型治疗，多不及专方专药。

此病现在虽不属常见病，但在笔者习医时，则属常见病多发病，中医药治疗效果甚佳，连西医也不得不承认，甚至还被《中华外科杂志》转载，从而为中医争得若干声誉，我们没有理由忘却。该病之治还颇能体现高效普适方的运用，笔者遂将此病的证治亦列入此书。

笔者以为，下述方药治疗胆道蛔虫病，既有高效性，又有较强的普适性。

一、乌梅丸（《伤寒论》）

（一）概述

1. 组成与用法

乌梅 30～60g，细辛 6g，干姜 10g，黄连 10g，当归 6g，制附子 10g，川椒 10g，桂枝 10g，党参 10g，黄柏 12g。

1 剂煎 2 次，服 1 天，分 3 次服。

2. 方解

"蛔得酸则静，得辛则伏，得苦则下。"方以乌梅酸以安蛔，川椒、细辛、干姜、制附子辛以伏蛔，则蛔静而痛止，川椒、细辛、干姜、制附子兼能温里祛寒；黄连、黄柏苦以下蛔，兼能清里热；党参、当归补益气血。

诸药合用，共奏祛寒清热、制蛔补虚之功。临床可径用原方，或酌减药味。

（二）各家经验举隅

1. 福安地区医院乌梅丸治疗胆道蛔虫病研究小组

本院在 1958 年 7 月以前共收治 16 例胆道蛔虫病，均行西医药治疗，其中 9 例进行了手术治疗，而在 7 月以后到 1959 年 6 月止，共收治胆道蛔虫病 22 例，全部应用乌梅丸治疗，有 3 例用乌梅丸汤剂，19 例用中成药乌梅丸［第一次 9g，顿服，后每次 3g，每日 3 次（成人量）］，治愈率 95.4%。经 1 年多的观察，仅 1 例未能根治。治愈时间：1 天 3 例，2 天 8 例，3 天 5 例，

4天4例，7天1例，其惊人的治疗效果，为治疗胆道蛔虫病开辟了新的道路。

本院将治愈的前3例撰文《中药乌梅丸治疗胆道蛔虫病的初步报告》并刊登在《福建中医药》（见1958年10月号）上，并旋即被《中医杂志》及《中华外科杂志》转载。

未愈的1例，经用乌梅丸治疗8天，阵发性疼痛依旧存在，并有高烧38～39℃，白细胞升高到10×10⁹/L以上，心窝部压痛加剧，继用大柴胡汤加乌梅及大量抗生素，至第10天疼痛基本消失，体温及白细胞下降而出院，但经4个月余的追踪观察，患者心窝部阵发性疼痛，仍时有发生，遂列为未愈。

因疼痛十分剧烈，可以配合注射阿托品或内服颠茄合剂等药物，给予生理盐水输入，并可应用针灸治疗。[福安地区医院.乌梅丸治疗胆道蛔虫病的继续观察报告.福建中医药，1959（9）：12]

2. 李振贤

以安蛔驱虫为主要治则，方用乌梅丸加味（乌梅120g，川连10g，黄柏10g，附子6g，干姜6g，细辛3g，桂枝10g，党参10g，当归10g，川椒6g，槟榔30g，使君子15g，苦楝皮15g，榧子15g，木香10g）。水煎服，每天1剂。如病情需要，可每天2剂。儿童剂量减半。

31例中，16例只服药1剂，疼痛即完全停止；10例服药2剂，疼痛停止；4例服药3剂，疼痛停止；1例因畏服中药，每次饮不够量，结果服药 3 剂无效而改用其他方法治疗。

病例：黄某，女，13 岁。1979 年 5 月 10 日早饭后突然右上腹部阵发性绞痛，如刀割样，坐卧不安；伴恶心呕吐，吐出物初为食物残渣，后为胆汁，吐出蛔虫 2 条。经大队卫生所治疗未愈，即日下午 4 时 30 分入院。

诊断：胆道蛔虫症。

治疗：入院后即给予乌梅丸加味 1 剂，水煎频服。当夜 8 时左右，患者疼痛停止，安静入睡，次日下午大便排出蛔虫 10 多条。留医 2 天，痊愈出院。

体会：乌梅用量少有用至 120g 者，我们用之未发现有任何副作用。[李振贤.乌梅丸加味治疗胆道蛔虫症 31 例.广西中医药，1981（3）：47]

（三）笔者解读

1. 乌梅丸解

（1）乌梅丸主治蛔厥，而胆道蛔虫病属蛔厥范畴，乌梅丸遂可用治胆道蛔虫病，现在的中医师即使没见过此病也都知道这样用。但在几十年前，很少有人敢用乌梅丸，因为此病急重，属急腹症范畴，随时都可能手术，都是西医收治，所以才会出现"在 1958 年 7 月以前的 16 例中，9 例进行了手术治疗"，才会有《福建中医药》的相关刊文及《中医杂志》《中华外科杂志》的转载。

（2）乌梅丸之治胆道蛔虫病颇具高效，上述 2 个临床报道即为其例。张氏曾综合分析应用乌梅丸及其类方治疗胆道蛔虫症的效果，从类方比较中认为，本方以乌梅、黄连、川椒为代表性药物。对1782例观察结果看，治愈1727例，治愈率达96.3%。[张浩良.资料选编（江苏新医学院），1975（2）：97]

（3）以源流言，乌梅丸之治胆道蛔虫病在前，西医药以及手术治疗远在其后，故应该是乌梅丸"为治疗胆道蛔虫病开辟了道路"，其功至伟！

2. 案解

第1个临床报道主要用中成药乌梅丸治疗，而丸者缓也。成药作用较缓，但仍取得高效，说明乌梅丸确为胆道蛔虫病高效方，亦说明不加减亦有高效。第1个临床报道的署名是"小组"，不知道有哪些中医师参与了，算是一种缺撼。

第2个临床报道用乌梅丸（加味）汤剂，而汤者荡也，疗效自然迅捷。

3. 临证体悟

（1）早年的胆道蛔虫病很常见，好发于儿童和青少年，农村尤为常见，而径用乌梅丸汤剂即有高效。30多年前，笔者用乌梅丸汤剂治疗胆道蛔虫病，都是用乌梅丸原方，药味不增不减，也有高效。由于效果好，这方常被人传抄，依样画葫芦，一样有高效，真是奇了。

（2）乌梅丸汤剂之治胆道蛔虫病，大多1剂即有显效，这为中医增色不少。那时的西医师遇到胆道蛔虫病，予西药后都会对患者家属说："你们去开点中药。"这中药就是乌梅丸汤剂。刘方柏先生亦说："由于乌梅丸对胆道蛔虫症疗效确切，不仅中医师使用，西医师一遇此病，也直接处以本方。我曾遇一放射科医生，他不懂中医，而对乌梅丸治疗胆道蛔虫症却十分熟悉。因为多年临床中，一查见此症，投用本方后，多可药到病除。这使本方成为经方中专病专方的一个典范。"［刘方柏．刘方柏临证百方大解密．北京：中国中医药出版社，2013］

（3）第2个临床报道中乌梅"用至120g"，笔者以为用量太大，不必用那么大，45～60g足矣。

二、乌梅丸简化方

（一）概述

乌梅丸由10味药组成，方解严谨，什么"胃热肠寒""寒热错杂""蛔得酸则静，得辛则伏，得苦则下""寒热并用，邪正兼顾""温脏安蛔"，好像10味药缺一不可，可实际上不是那样。那些年，物质匮乏，交通不便，中药常常这缺那缺，缺乌梅时，医者多以山楂等药代之，尽管另外9味药均有，但疗效大减。反之，若乌梅未缺，其他药缺二三味，多不影响疗效，说明乌梅丸可以简化。

（二）各家经验举隅

1. 朱炳林

余根据蛔虫怕酸、怕苦、怕辛的特性，临床皆集酸、苦、辛之药。酸如乌梅、白芍、石榴皮，苦如黄连、黄芩、黄柏、大黄，辛如干姜、川椒、细辛、槟榔，每味酌取一二种，配合芍药甘草汤或四逆散，药简效宏，多能一二剂即症状缓解。之所以选用芍药甘草汤或四逆散，一是受程钟龄"芍药甘草汤止腹痛如神"（《医学心悟》）的启发；二是缘于"肝苦急，急食甘以缓之，以酸泄之"之理，乃取白芍酸收苦泄、敛阴和血、平肝止痛，甘草清热解毒、缓急和脾，二药相合，酸甘化阴，和收相济，调和肝脾之力甚著。

验案：喻某，女，19岁。1977年3月4日突发上腹部疼痛难忍，呈阵发性，有钻痛感，呕吐2次，吐出蛔虫5条。剧时翻滚辗转，不思饮食，大便如常，小便黄。诊为胆道蛔虫症，给予抗炎解痉治疗，痛未止，乃处以下方。

白芍20g，甘草10g，乌梅20g，黄柏15g，干姜5g。3剂即痛止，且排出蛔虫数十条。［朱炳林.胆道蛔虫症的治疗体会.北京中医药大学学报（中医临床版），2004，11（3）：36］

2. 候钦丰

1977年冬，余随李克绍教授在附院门诊，遇一济南郊区老媪，68岁。自述5天前因误食生冷之物，遂感上腹部阵发性绞痛，甚则向右肩胛部发射；并伴四肢不温，恶心呕吐，不欲食等。曾吐蛔虫2条。切脉沉弦稍弱，舌质淡而苔薄白。李老遂用：乌梅12g，川花椒6g，炙甘草6g。嘱其取药3剂，煎汤温服。

3日后，患者欣喜复诊。自云服药1剂，疼痛顿时减轻；3剂尽而疼痛竟全消失，并便下蛔虫数条。继以香砂六君子汤2剂善后。

本患者病因误食生冷而诱发，且无上热之象，故去苦寒之黄连、黄柏，并弃人参、当归等安脏之药，仅用乌梅、川椒安蛔驱蛔，药少而精。李老常说："运用经方治病，首要审察病机，尚需牢记方中主药，乌梅丸中诸药皆可去掉，惟乌梅、川椒为其主干，不可弃之。"由于药精力专，紧扣病机，故能收如此满意的疗效。［孙继芬．黄河医话．北京：北京科学技术出版社，2015］

（三）笔者解读

1. 乌梅丸虽集酸、苦、辛、甘四味，但以酸、苦、辛为重。第1案"集酸、苦、辛之药"，是为传承；"每味酌取一二种"，是为简化；"配合芍药甘草汤或四逆散"，是为发展，因为"芍药甘草汤或四逆散"有缓急解痉、止痉止痛之功，四逆散兼能疏肝理气。其立方融传承、简化、发展于一炉，可谓巧思！

2. 第2案仅集酸、辛、甘之味，每味取一，是乌梅丸的高度简化，但仍有佳效。当然，没有最简，只有更简。钟育衡医师曾单用乌梅治愈 1 例原因不明的蛔厥证，认为"原因不明、病势急骤者，以乌梅一味，水煎顿服，即可取效。乌梅为安伏蛔虫良药，单味服之，可迅速见效"［夏洪生.北方医话.北京：北京科学技术出版社，2015］。

3. 第 1 案"药简效宏，多能一二剂即症状缓解"，第 2 案则更简，但均有高效，说明二者均深得乌梅丸奥义，亦说明乌梅丸可以简化、发展，若简化、发展得当，亦有高效。

4. 李克绍先生言："乌梅丸中诸药皆可去掉，惟乌梅、川椒为其主干，不可弃之。"［孙继芬.黄河医话.北京：北京科学技术出版社，2015］笔者亦有同感，那些年常常缺药，只要不缺乌梅、川椒，其他药缺二三味，一点也不影响疗效。

三、椒梅四逆散（张君斗经验方）

（一）概述

椒梅四逆散是母校泸州医学院已故老中医张君斗治疗胆道蛔虫病的习用方，用治胆道蛔虫病多有佳效。

1. 组成与用法

川椒 10g，乌梅 30 ～ 60g，柴胡 15g，枳实 15g，白芍30g，甘草 6g。

1 剂煎 2 次，服 1 天，分 3 次服；或少量多次频服。

2. 方解

方以乌梅、白芍酸以安蛔，川椒辛以伏蛔，则蛔静而痛止；柴胡、枳实苦以下蛔，兼能疏肝理气；甘草合白芍缓急解痉。

诸药合用，共奏疏肝理气、缓急解痉、安蛔止痛之功。临床可随证加减。

(二) 各家经验举隅

党庆先

采取中西医结合，以椒梅四逆散作汤剂为主。中药基本方：川椒 30 粒，乌梅 30g，柴胡 10g，枳实 12g，白芍 30g，甘草 3g。药物剂量随年龄体质和病情轻重而增减，病情特重者可日服 2 剂，多数用椒梅四逆散全方，少数酌情加味。如腹痛剧烈加延胡、川楝、木香，呕吐甚加半夏、生姜，腹胀加厚朴，偏热加黄连、黄柏，偏寒加吴萸、小茴。

治疗效果： 本组 50 例中有 18 例为单纯性胆道蛔虫均用本方加味治疗；32 例为胆道蛔虫并感染，其中 15 例单服本方，7 例用本方配合新针疗法，10 例加用抗生素。平均止痛日数，单纯性者 2 天，合并感染者 2.51 天，平均住院日数，单纯性 5.86 天，并感染者 8.65 天。

排虫情况： 50 例中有 2 例因妊娠未驱虫，其余给予川楝素片或西药驱虫，除 3 例未能排虫，余皆排虫，最多达 70 余条，最少者 1 条。

讨论：治疗宜疏肝理气、安蛔止痛。我们体会到此方对于偏热者疗效较好。对于偏寒者，虽然加用了吴茱萸、小茴等温热之品，但其效果不如我科以前用乌梅汤加减观察的疗效好。[党庆先.椒梅四逆散治疗50例胆道蛔虫观察.泸州医学院学报，1980（4）：63]

（三）笔者解读

1. 椒梅四逆散解

此方既集酸、辛、苦之药，又酸甘合用，有疏肝理气、缓急解痉、安蛔止痛之功，遂为胆道蛔虫病高效方，该临床报道即为其例。

2. 临证体悟

上文言："我们体会到此方对于偏热者疗效较好。对于偏寒者，虽然加用了吴茱萸、小茴等温热之品，其效果不如我科以前用乌梅汤加减观察的疗效好。"早年，笔者屡用椒梅四逆散治胆道蛔虫病确有高效，但不觉得其疗效与寒或热有关，可能是例数太少之故。

四、椒梅排蛔汤

（一）概述

1. 组成与用法

川椒 5～10g，乌梅、茵陈各 30～60g，大黄 10～20g（另

包后下），柴胡、白芍、枳壳、槟榔各 15g，金钱草 30g，苦楝皮 12g。

素体气血虚者，加党参、当归；气阴虚者，加北沙参、怀山药。

1 剂煎 2 次，服 1 天，分 3 次服。

2. 方解

方以乌梅、白芍酸以安蛔，川椒、槟榔辛以伏蛔，则蛔静而痛止；柴胡、枳壳、茵陈、大黄、苦楝皮苦以下蛔，柴胡、枳壳合槟榔兼能疏肝理气，苦楝皮兼能驱虫；金钱草合大黄通腑利胆，白芍缓急解痉。

诸药合用，共奏疏肝理气、缓急解痉、通腑利胆、制蛔止痛之功。

（三）各家经验举隅

林伟等

椒梅排蛔汤组成见前。

每剂煎汁 600mL 左右，每日分 2～4 次服用。本方在发病初起时服用，可避免使用阿托品等解痉剂。

本方酸、苦、辛合用，量大药猛，有较强的安蛔止痛、利胆排蛔作用，宜中病即止，久服有耗气伤阴之弊，故临床使用常不超过 5 剂（5 天）。若治疗无效，应及时改用纤维十二指肠镜取蛔等方法。

治疗结果：86 例经椒梅排蛔汤治疗后，治愈 72 例（占

83.7%），好转 9 例（占 10.5%），无效 5 例（占 5.8%）。在治愈的 72 例中，服 1 剂治愈 14 例（占 19.4%），服 2 剂治愈 19 例（占 26.4%），服 3 剂治愈 23 例（占 31.9%），服 4 剂治愈 13 例（占 18.1%），服 5 剂治愈 3 例（占 4.2%），平均有效治愈剂量为 2～3 剂。

典型病例： 廖某，女，60 岁。1999 年 10 月 15 日初诊。患者因"突发右上腹钻顶样疼痛 30 分钟"就医。患者诉右上腹疼痛剧烈，坐卧不安，伴恶心呕吐。B 超示胆总管下段有一约 4.7cm 蛔虫影。诊断为"胆道蛔虫病"。因年高体虚，在椒梅排蛔汤原方基础上加北沙参 20g，急煎 1 剂，取汁 600mL，首服 300mL，服后 25 分钟左右即有所缓解，余 300mL 于 5 小时后再服，疼痛消失。次晨复查 B 超示胆道内未见蛔虫。继服原方 2 剂，大便排泄蛔虫 2 条，4 日后出院。

体会： 椒梅排蛔汤系"椒梅四逆散"合"胆道排石汤"，既能快速安蛔止痛，又可强力利胆排蛔，用则迅速见效，实为"标本兼治"的有效方。我们试探性地加大某些酸、辛药物的使用剂量，如乌梅由常用量 30g 增至 60g，川椒由 5g 增至 10g，用后发现其安蛔止痛效果更明显。[林伟，李唯一 . 椒梅排蛔汤治疗胆道蛔虫病 86 例 . 成都中医药大学学报，2002，25（2）：56]

（三）笔者解读

1. 沈达荣先生言："蛔厥宜下。前人云'腑病以通为补'。胆属腑，故宜通。蛔厥下法包含通腑驱虫和利胆行气，二者相辅相成，逼迫蛔虫退出胆腑，疼痛自然停止……近年来，余运用下法治疗蛔厥证数十例，皆应手而愈，最少服1剂，最多服4剂，患者无不痛止而虫下，诸症消失。"［詹文涛.长江医话.北京：北京科学技术出版社，2015］

"椒梅排蛔汤"是椒梅四逆散去甘草，加茵陈、大黄、槟榔、金钱草、苦楝皮组成。既有缓急解痉、安蛔止痛之功，又有"通腑驱虫和利胆行气"之效，遂为胆道蛔虫病高效方，上面的临床报道即为其例。

2. 上文言"本方在发病初起时服用，可避免使用阿托品等解痉剂""试探性地加大某些酸、辛药物的使用剂量，如乌梅由常用量30g增至60g，川椒由5g增至10g，用后发现其安蛔止痛效果更明显"。可资借鉴。

3. 椒梅四逆散与椒梅排蛔汤，虽集酸、苦、辛，但与乌梅丸大有不同，用治胆道蛔虫病却仍有高效，说明乌梅丸虽是治疗胆道蛔虫病的高效专方，但并不是独一无二的，他方若组成得当，亦可能是胆道蛔虫病的高效专方。

4. 笔者没用过椒梅排蛔汤，因为与上文作者李唯一是同学，遂专门问询，他说此文真实可靠。

五、单味茵陈煎剂

（一）概述

1. 组成与用法

茵陈 30 ～ 60g，水煎顿服，或少量多次频频服用。

2. 方解

茵陈蒿有清利湿热、利胆退黄、苦以下蛔之功，有医者单用以治胆道蛔虫病亦获佳效。

（二）各家经验举隅

1. 徐子华

余在使用西医常规处理无效时，常采用重剂一味茵陈煎（茵陈 60g）治疗，每能获得满意效果。

典型病例：肖某，女，34 岁。1990 年 11 月 20 日诊。患者因突然右上腹钻顶样阵发性绞痛而急来我院求诊。自诉疼痛剧烈时，痛引右肩胛及背部，伴剧烈呕吐，在家曾呕出黄色苦水及蛔虫 2 条。望其形态，身体蜷缩一团，苦不堪言，舌质红，苔黄腻，脉弦。临床诊断：胆道蛔虫症。先后用肌肉注入阿托品 0.5mg，针刺迎香、足三里、中脘穴，静脉滴注氨苄青霉素，口服肠溶阿司匹林片等治疗 3 小时之后，阵发剧痛仍然不止。乃取茵陈 60g 急煎（两次煎取药液 300mL），嘱病人频频温服，35 分钟左右，剧痛渐止，仅右上腹隐痛。3 小时后，再煎服以上方药 1 剂，蛔下痛止，之后使用驱虫剂而痊愈。

按： 临床运用时，注意重剂量，茵陈需用 60g 以上，并应煎水频服，方能奏效。[徐子华.重剂一味茵陈煎治疗胆道蛔虫症.中国中医急症，1998，8（75）：223]

2. 袁聿文

一般资料： 78 例中，男 42 例，女 36 例；7 岁以内者 20 例，7 ~ 15 岁者 46 例，15 岁以上者 12 例；发病最短者 1 小时，最长者 10 天，反复发病有近 10 年者。

治疗方法： 取茵陈 30 ~ 60g，加水用文火煎至 200mL，1 次顿服。小儿视年龄大小、体质强弱，可分次服用或酌情减少原药。

服用此方，一般无须将患者分型。若患者经常发病，而每次间隔 10 ~ 15 天以内，或每次发病 3 天以上，可在原方基础上加金银花 20g，连翘 15g；若素有大便干而排便困难者，可加元明粉 10g 冲服。

治疗结果： 服药后 10 ~ 20 分钟，疼痛消失者 64 例，占总有效率的 82.05%；20 分钟后消失者 14 例，占总有效率的 17.95%。服 1 剂后近期不复发者 56 例，占 71.8%；服 2 剂后不复发者 18 例，占 23.5%；服 3 剂后不复发者 4 例，占 4.7%。

典型病例： 徐某，男，11 岁。因胆道蛔虫入院，予西医常规治疗 2 天，疼痛仍然阵发，予茵陈 45g 煎服。当日下午 3 点顿服药液 150mL，约 2 分钟后，上腹剧烈疼痛发作，家长以为药不对症，又来请余。余至病房后，患儿已安然无恙，触上腹部亦无疼痛感。翌日家长告之，患儿未再疼痛而要求出院。经治疗后，3 年未发。尔后偶尔发作，家长便求余处方 1 剂，服后疼痛即止。后来患儿家长将此方介绍给他人，屡用屡效。

体会：单味茵陈煎剂治疗胆道蛔虫症，始见于江西中医学院（现江西中医药大学）《中医文摘》一书。余从 1969 年开始应用于临床，经临床观察，确有良好止痛、退蛔效果。不管患者有无大便干结现象，均可酌量加用芒硝或元明粉（冲），效果是明显的。[袁聿文.单味茵陈汤治疗胆道蛔虫 78 例临床小结.湖南中医杂志，1992（3）：22]

（三）笔者解读

1. 徐氏言"服用此方，一般无须将患者分型""每能获得满意效果"；袁氏言"经临床观察，确有良好止痛、退蛔效果"。颇能说明茵陈蒿是胆道蛔虫病的高效专药。

2. 单味茵陈蒿之奏功，除与其味苦，蛔虫"得苦则下"外，或与其"有利胆汁排泄，舒张胆道括约肌，麻痹蛔虫使蛔虫排出作用"有关，其确切机理还有待进一步探讨。

3. 袁氏言"用此方时不管患者有无大便干结现象，均可酌量加用芒硝或元明粉（冲），效果是明显的"，可资借鉴。

4. 笔者是 2000 年以后才见到上述二文，要是及早获知，可以减少患者多少经济负担！

六、生大黄粉

（一）概述

1. 组成与用法

生大黄粉，每天 0.5g/kg，分 3 次口服，3 天为 1 个疗程。

2. 方解

生大黄之治胆道蛔虫病的机理，还有待进一步探讨。

（二）各家经验举隅

陈毓秀

以生大黄研末，每天 0.5g/kg，分 3 次口服，3 天为 1 个疗程。治疗 48 例，显效 35 例，好转 12 例，无效 1 例，总有效率为 97.9%，均无不良反应。

典型病例： 陈某，男，9 岁。因阵发性右上腹剧痛 3 天，校医用 654-2、复方新诺明口服治疗，效果欠佳而来院就诊。B 超检查：胆道有蛔虫影。用生大黄粉末 4.5g 口服，1 日 3 次。同时以小诺霉素抗感染，输液纠正水电失衡。1 天后，腹痛缓解；2 天后，右上腹剑突旁压痛消失；3 天后，给服 16% 驱蛔灵糖浆，连服 2 天，排出蛔虫 11 条。第 5 天痊愈出院。

讨论： 通过临床观察，生大黄确能显著解除胆道括约肌、十二指肠的痉挛，使其松弛，并促进胆汁分泌、胆囊收缩，使蛔虫退出胆道，从而使腹痛缓解、消失。[陈毓秀.生大黄治疗胆蛔疼痛临床观察.江苏中医，1996，17（10）：25]

（三）笔者解读

1. 上面的临床报道显效率72.9%，总有效率97.9%，生大黄粉确有显著的"解痉止痛作用"。

2. 胆道蛔虫病因于蛔虫钻胆，以剑突下或右上腹疼痛为主症，存在较甚的气血不通，胆腑失运。而生大黄是寒下法的代表药物，具有泻下大便、行气行血、通运胆腑作用，遂能奏功，至于其药理机制，还有待进一步探索。

【小结】

1. 胆道蛔虫病高效普适六方简介

（1）乌梅丸集聚酸辛苦甘，攻补兼施，普适性较强，凡胆道蛔虫病者概可选用，或径用原方，或酌减药味。

（2）乌梅丸简化方非只一种，但都保留了乌梅丸的主干——乌梅、川椒，又随证酌减药味，普适性亦强，凡胆道蛔虫病胆道感染不重者概可选用。

（3）椒梅四逆散有疏肝理气、缓急解痉、安蛔止痛之功，但其清利湿热较逊，颇宜于单纯性胆道蛔虫病。若伴有胆道感染者，则需酌情加味。

（4）椒梅排蛔汤"量大药猛"，兼能泻下，主要适用于体实之胆道蛔虫病者。若年老体弱者，则当慎用或忌用。

（5）单味茵陈煎剂的药性平和，又是高效专药，凡胆道蛔虫病者概可选用，尤以少量多次频服为宜。

（6）生大黄粉易于伤正，主要适用于体实之胆道蛔虫病者。凡年老体弱者，则当忌用。

2. 注意事项

（1）凡疼痛较剧或病情严重者，需配合西医治疗。

（2）有手术指征者，须行手术治疗。